내 몸에 이로운 식품
내 몸에 해로운 식품

내 몸에 이로운 식품, 내 몸에 해로운 식품

초판 인쇄 2008년 06월 16일
초판 발행 2008년 06월 20일

지 은 이 | 박영미
펴 낸 이 | 유복열
편 집 장 | 이태규

영업마케팅 | 심규방, 김유림
북 디 자 인 | 황애란
인터넷관리 | 윤세락, 김민정
물 류 배 송 | 김찬민

펴 낸 곳 | 도서출판 아이프렌드
주   소 | 대전시 서구 괴정동 128-7번지 연수빌딩 2층
전   화 | 서울 02)581-7370, 대전 042)522-1221
팩   스 | 서울 02)581-7372, 대전 042)535-4182
출판등록번호 | 제 103호

홈페이지 | www.ifriendbook.co.kr

정가 8,000원
ISBN 978-89-6204-052-4(13570)

저자와의 협의하에 인지는 생략합니다.
잘못된 책은 구입하신 서점에서 교환해 드립니다.

Copyright©2008 by Ifriend
이 책의 저작권은 도서출판 아이프렌드에 있습니다.
저작권법에 의해 보호받는 저작물이므로
본사의 허락없이 무단 전재・복제・전자출판 등을 금합니다.

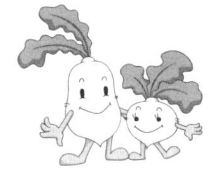

내 몸에 이로운 식품
내 몸에 해로운 식품

완벽한 건강을 이룰 수 있는 **건강의 법칙**

| 박영미 지음 |

아이프렌드

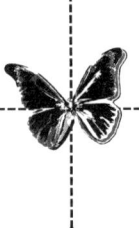

머리말

　언제부터인지는 모르지만, 우리 주변에는 내과, 외과, 소아과, 신경과, 산부인과, 한의원, 약국 등 우리의 건강을 대상으로 영업을 하는 곳이 참 많아졌다는 생각을 한 적이 있다.

　요즘, 전국의 도시 어디를 가더라도 도심의 주요 거리마다 병원 한 둘이 들어서 있지 않은 건물은 없으니 말이다. 예전에 서점에 갔다가 미국 의학계의 중진으로 시카고 마이클 리세 병원의 원장을 지낸 로버트 S.멘델존 박사가 쓴 "나는 현대의학을 믿지 않는다." 라는 책을 읽은 기억이 난다.

　존 박사는 현대 의학을 추종하고 맹신하는 의학도에서부터 일리노이 의과대학을 비롯한 많은 학교에서 현대의학을 후배들에게 가르치는 선생으로까지의 역할들을 통해 현대의학의 많은 문제들을 폭로하고 있었다. 아직도 잊혀지지 않는 적지 않은 충격적인 내용은 병원이 전문의 양성을 위해 실습목표 달성을 위한 검사로, 환자들이 의사의 잠재적 위협에 노출되어 무방비 상태에 있다는 것과 맘모그라피가 유방암을 발견하는 이상으로 유방암을 일으키고 있다는 과학적 증거가 활자화되어 빈번히 출판되고 있는데도 해마다 수많은 여성들이 흉부 엑스레이 검사를 받기 위해 차례를 기다리고 있다는 것이다. 그리고 소아 백혈병이 태아 때의 치료피폭, 즉 엑스레이와 깊은 관련이 있다는 것이 이미 실증되었지만, 의사들은 그러한 걱정은 전혀 하지 않는다. 갑상선암은 치과의사에게 엑스레이 검사를 10회 정도 받는 방사선 양보다도 적은 양의 피폭으로도 발생할 수 있음에도 불구하고 치과에서는 오늘도 엑스레이 검사가 아무 문제없이 시행되고 있다는 것이다.

  자본주의 사회의 구석구석 문제가 없는 것이 무엇이겠으며, 집단 이익이 반영되지 않는 의사결정이 있을까 싶은 마음에 스스로 위안을 삼아 보기도 하지만, 나와 나의 사랑하는 사람들의 건강을 담보로 하는 일들에서 이러한 문제들이 있었을 줄이야 미쳐 놀라울 뿐이었다.

  현대의학은 해를 거듭할수록 새로운 기법과 신약의 계발로 인간을 고통으로부터 해방시켜 줄 것처럼 광고하지만, 해마다 늘어만 가는 병원과 새로운 바이러스의 출현은 우리들에게 건강은 의사나 병원이 책임질 수 있는 것이 아니라 우리들 스스로 책임져야만 한다는 것을 이야기하고 있다. 세계 보건기구(WHO)는 대장균 감염을 세계적으로 번질 수 있는 7대 중요 역병중 하나로 꼽았고, 그들은 공격성 대장균을 새로운 병원균으로 에이즈나 에볼라 바이러스 병원균과 동일선상에 놓았다. 이 새로운 병원균에 대하여 평소에는 신중하고 쉽게 동요하지 않는 의사들도 불안해하고 있다는 이야기를 지면을 통해 읽은 기억이 난다. 그 이유는 지금까지 이용해 온 항생제가 전혀 효과가 없고 오히려 항생제에 반응하여 더 강한 독소를 분비하기 때문에 문제가 더욱 심각해진 것이다.

  살을 찌우는 비육우나 유량을 많이 내는 젖소와 같이 현대의 고성능 소들은 곡물강화 배합사료로 사육되는데 바로 이 사료들이 대장균 O157의 번식을 유리하게 만든 것이다. 초식동물들이 소화하기 어려운 곡물은 장에서 발효하여 산성 물질을 만든다. 따라서 장내 세균들은 산성에 내성을 갖게 되어 사람 몸속에 들어왔을 때에도 위산의 공격에서 살아남을 수가 있게 되는 것이다. 자연의 섭리를 거스르는 가축산업이 내성이 강한 박테리아를 양산하는 것이며 배합사료가 위험한 대장균 외에도 가축은 물론 인간에게 또 다른 심각한 부작용을 초래하는 것이다. 식품 산업의 세계화와 비육을 위한 목초가 아닌 좀 더 나은 이윤을 얻기 위한 축산, 새로운 농업 기술인 유전자 변형작물의 출현 등은 우리들의 건강을 담보로 하는 것이다. 의료가 의료산업으로 자리매김하고, 농업과 축산이 축산산업으로 그리고 오늘도 텔레비전을 통해 새로운 인스턴트식품이 건강에 유익하다는 듯이 소비하기를 강요받고 있다. 식품산업의 횡포가 범람하는 현대 산업사회의 일원으로 삶을 살아가야하는 오늘의 우리들 자신의 건강 문제를 우리들 모두가 주의 깊게 생각해보고 무엇으로부터 나의 건강이 시작되는지 그리고 우리는 건강하기 위해 무엇을 어떻게 해야 하는지를 생각해 봄으로써 우리들 스스로가 건강에 부정적인 영향을 미치는 요소로부터 벗어나 완벽한 건강을 이룰 수 있는 건강의 법칙을 전해야 한다. 우리 주변의 건강하지 못한 이들에게 건강을 나누어주고, 사랑을 나누어 줄 수 있는 버팀목으로써의 역할을 했으면 하는 마음으로 이 책을 여러분에게 드립니다.

저자 : 박영미

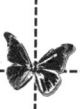

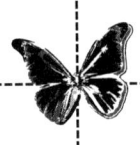

차 례

Chapter 01	우리는 무엇을 하는가?	10
Chapter 02	식생활 개선의 취지	15
Chapter 03	새로운 의식개혁 운동	18
Chapter 04	새로운 의학, 새로운 삶	23
Chapter 05	식생활 개선의 필요성	27
☆ 항산화제		31
☆ 비타민		38
☆ 미네랄		43
☆ 뼈, 관절(글루코사민)		46
☆ 장청소		50
☆ 다이어트		56
☆ 호르몬		63
Chapter 06	식생활 개선의 결론	68
Chapter 07	식생활 개선의 필요성	71
Chapter 08	건강 보조식품	86
Chapter 09	건강 보조식품의 명현반응	90
Chapter 10	왜 결단해야 하나?	99
Chapter 11	6대 영양소	103

Chapter 12	주요 미네랄의 생리적 작용	105
Chapter 13	주요 바타민의 생리적 작용	109
Chapter 14	위험한 환경	116
Chapter 15	노출된 위험	119
Chapter 16	가려 먹는 지혜	122
Chapter 17	잘못된 식생활 - 묵은 밀가루	128
Chapter 18	식품 첨가물	131
Chapter 19	근대화된 영농	135
Chapter 20	가장 중요한 기관	139
Chapter 21	깨끗한 장을 유지하기 위한 식습관과 요리법	141
Chapter 22	완전 곡류를 먹어야 하는 이유	145
Chapter 23	성공적인 노화	148
Chapter 24	암을 예방하는 식사법	152
Chapter 25	자연의 의술 - 단식	153
Chapter 26	적당한 운동의 필요성	158
Chapter 27	산업사회의 새로운 문제 - 저혈당증	163
Chapter 28	잘못된 식생활이 성인병을 만든다	167
Chapter 29	일일 필수 영양소	172
Chapter 30	글루코사민	176

Chapter 01
우리는 무엇을 하는가?

　구미(유럽과 미국을 아울러 이르는 말)스타일의 잘못된 식생활은 구미 선진국을 질병 선진국으로 만들고 있다. 그런데 그들의 식생활도 본래는 오늘날과 같은 것이 아니었다. 그것은 지난 반세기간의 과학문명의 눈부신 발전과 풍요로운 경제생활이 낳은 결과이며, 식품의 산업화는 질병의 대량생산으로 의료의 산업화 시대를 열었다. 이러한 서구의 부정적 경향이 후발선진국인 일본이나 한국에도 옮겨와 지금 폭풍이 불기 시작하고 있는 것이다.

　일본의 상황을 보면 식생활의 구미화는 이미 구미 사람들이 그랬듯이 벌써 커다란 해독을 낳고 있을 뿐만 아니라, 더욱 문제가 되는 것은 세상 사람들이 이 재앙의 씨앗을 보지 못하고 있다는 사실이다. 위기는 그 문제를 인식하지 못하는 무지에 있는 것이다. 그 최대의 원인은 식사는 배

고프니까 먹는 것이고 맛을 즐기기 위한 것이며, 아무리 치켜 올린다 해도 몸보신 정도에 그친다는 그러한 사고방식이며, 또한 식사와 질병의 관계에 대해 정보가 없는 데서 오는 무관심이다.

미국은 영양문제특별위원회 보고서가 일반에게 공개된 1977년부터 미국 사람들의 인식이 매우 달라졌다는 사실이 우리들에게 용기를 갖게 한다. 우리들은 식생활개선운동을 통해 빛나는 정보의 제공보다는 새로운 인식을 정립하는데 초점을 두려고 한다. 우리 속담에 "시작이 반"이라는 말이 있다. 만약 우리들이 "식생활이 질병에 미치는 영향"에 관한 충분한 정보를 만천하에 전달하는 데만 성공해도 우리는 이미 일의 절반을 해치운 셈이 되는 것이다.

뇌졸중, 고혈압, 암, 당뇨병 등의 성인병이 증가추세에 있다는 사실은 누구든지 피부로 느끼고 있는 실정이지만 그것들이 세균성질환과는 달리 식생활의 잘못에 원인이 있다는 사실에 대해서는 무관심한 편이다. 그렇기 때문에 독한 약을 팔고 있는 약국이나 병원은 항상 문전성시를 이루고 있으며 제약재벌은 허리통이 불어만 가는 것이다.

현재의 40~50대는 어렸을 적에 건강했었다. 그런데, 지금은 어떠한가? 그때의 건강은 오간데 없고 40대 사망률 1위라는 불명예만이 우리 곁에 있다. 20~30년의 세월은 세상을 이렇게 변화시키기에 충분한 시간일까? 만약에 그렇다면 요즘의 10대들은 소아백혈병 등 성인병이라는 단어가 무색해질 정도로 우리들 40~50대가 자랐을 때는 들어보지도 못했던 말들로 온통 문제투성이들이다. 그럼 그들이 40~50대가 되었을 때에는 어떻게 되겠는가? 우리들 자녀의 현재와 미래, 바로 우리들의 책임이며 우리가 무엇을 먹이고 키우는가에 달린 것이다. 식생활 개선은 우리들 자신의 건강뿐만 아니라 우리들 자녀들의 건강한 미래를 위해서도 지금부터 하지 않으면 안 될 일이기도 하다. 이제 건강은 자기 스스로가 지켜야 하는 시대가 온 것이며 만성 퇴행성질환에 걸리면 의사는 손을 들지 모르지만 식생활 개선으로 얼마든지 예방할 수 있기 때문에 예방은 제각기 일상의 식생활에 의존할 수밖에 없는 것이다.

모든 생명체는 창조주로부터 생육하고 번성하기 위한 의무를 가지고 있다. 그래서 모든 동물들이 자신의 몸 중에 받아들인 모든 것들을 집약해서 난(달걀, 알 등)이나 우유 등을 만들어서 생명의 대를 잇기 위해 필사의 노력을 하고 있는 것이다. 강으로 버려진 폐수는 결국 강이나 바다에 살고 있는 어패류들이 먹을 수밖에 없다. 그런데 인류는 산업화 이후 무려 60,000가지의 합성물질을 강이나 하천에 방류하고 있다. 강이나 바다에서 서식하는 어패류는 인류가 버린 것들을 먹고 자랄 수밖에 없는 환경에서 살고 있는 것이다. 먹이 사슬의 마지막 단계에 있는 인류는 결국 산업화라는 이유의 부산물로 만들어진 공해물질을 버리고 그 버린 공해물질을 먹거나 흡수해서 자란동식물을 다시 먹게 된다. 강이나 바다 토양이 우리가 버린 공해 물질을 완벽하게 정화할 수 있으면 얼마나 좋을까? 그러나 우리는 심심치 않게 오염된 강이나 바다 생선과 유전자조작 농산물 그리고 기형의 몸을 하고 있는 동식물에 대한 기사를 읽게 된다.

바람직하지 못한 것들을 먹게 되는 우리들은 그것들을 가지고 집약해서 대를 이어야 하는 의무를 지고 있다. 산모는 자신이 먹고 있는 모든 것들로 10개월 동안 태중에 아이를 키우게 된다. 산모가 임신 기간 중에 먹은 것만이 태중에 아이에게 영향을 줄까? 만약 그렇다면 "누구는 씨를 받기 위해 6개월 전부터 신랑 신부가 가려 먹고 가려 행동 한다."는 말을 듣지 못했을 텐데, 그런 얘기를 우리는 심심치 않게 들어왔다. 임신 전 6개월 만이 태아에게 영향을 줄까? 만약 그렇다면 우리 조상들이 가문을 본다거나 핏줄을 본다는 말을 하지 않았을 것이다. 체질이란 부모로부터 그 집안에서 무엇을 먹고 자랐는가를 말한다. 우리가 아직 태어나지도 않은 아이를 위해 이런 고민을 해야 하는 이유는 우리의 먹거리 환경이 산업화와 더불어 식품산업이 되면서 그만큼 변했기 때문이다. 우리는 나보다 내 자식을 더 많이 걱정하고 염려한다. 그렇다면 나(산업사회 1세대)의 건강을 위해서보다 우리 아이들(산업사회 2세대,3세대)을 위해서 이제 가려 먹는 지혜를 공부하고 내 아이들에게도 가르쳐야 할 때가 아닌가 싶다. 하와이 이민 일본인 1세대는 성인병으로부터 안전했다. 그러나 하와이 이민 2세와 3세는 구미인과 다를 바가 없이 성인병에 무방비 상태로 노출돼 있었고, 그들이 부모보다 건강하지 못했다는 보고를 우리는 읽고 있다. 하와이는 산업사회와 먹거리들의 변화를 말한다.

우리는 이미 우리 세대보다 우리의 아이들이 건강하지 못한 사례들을 심심치 않게 발견하고 가슴 아파한다. 그러한 가슴 아픈 사연은 이제 결코 남의 얘기만이 아니다. 바로 산업사회 모든 구성원의 문제인 것이다. 구미 공업선진국은 반드시 바다 건너에만 있는 것이 아니다. 오염으로 말하면 한국은 결코 세계적으로 뒤지지 않은 듯하고, 맥도널드와 피자 헛 대리점 주인은 이미 오래전에 우리 이웃으로 곁에서 같이 살아가고 있다. 우리가 먹은 모든 것들로 내 아이를 만들고 내가 먹인 모든 것들로 그 아이들의 미래의 건강이 만들어진다. 어느 국가, 어느 민족이거나 산업사회 1세대는 문제가 되지 않았었다. 문제는 2세대부터 불거져 왔다는 선험적 얘기들을 곰곰이 생각해 볼 때이다.

단순히 비타민과 미네랄을 먹자는 것이 아니라 우리가 무엇을 먹고 무엇을 내 자손에게 남겨 주고 있는가? 하는 것을 이제 시간을 내서 고민해

본다면 아직 말도 채 못하는 어린 아이들이 불치병으로 고생하고 있다는 가슴 아픈 사연을 텔레비전을 통해 듣게 되는 횟수도 줄어들지 않을까 싶다. 우리는 먼저 내 자신이 무엇을 즐겨 먹는가를 생각해 보고 내가 먹은 것이 내가 목숨보다 사랑하는 내 아이의 건강에 영향을 미친다는 책임감을 가져 보자는 운동을 하고자 하는 것이다. 나와 내 아이들은 내가 먹고 내가 먹인 것들로 만들어 지는 것이지 약이나 특별한 그 무엇으로 만들어 지는 것이 아니다. 내가 먹는 밥을 바꿔보고 내가 즐겨 찾는 반찬을 바람직한 것으로 바꿔간다면 굳이 우리 주변에 이렇게 많은 병원과 약국은 없어도 될 듯하다. 그리고 주말마다 아픈 가슴으로 ARS 전화번호를 누르지 않아도 되지 않을까?

햄버거나 후라이드 치킨스로 내 몸을 만들고 내 아이들을 만들어 가지말자...
단고기와 짠 음식스로 내 몸을 만들고 내 아이들을 만들어 가지 말자...
신선한 과실과 야채, 다양한 곡류로 내 몸을 만들고 내 아이들을 만들어 가자...

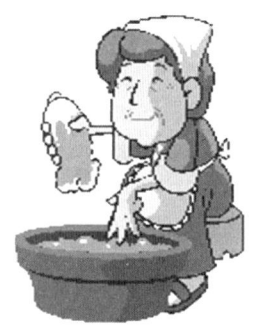

Chapter 02
식생활 개선의 취지

　조선 세조 때 간행된 "팔의론"이라는 책을 보면 의사를 심의, 식의, 약의, 혼의, 광의, 망의, 사의, 살의의 여덟 등급으로 나누고 있다. 혼의 이하는 옳지 않은 악의라고 해서 경계에 대상으로 규정하고 앞의 세 등급의 의사 중에서도 약만 쓰기를 좋아하는 약의 보다는 음식의 조절로 병을 고치는 식의를, 그보다는 마음을 잘 다스려 병을 치유하는 심의를 가장 높게 평가했다고 한다.

　그러나 현대를 살고 있는 우리 주변에는 심의나 식의보다는 약의가 많은 듯하다. 날로 늘어만 가는 병원 건물과 약국들은 나와 가족이 아프기만을 기다리고 있는 듯 하다는 생각이 문득 든다. 아프기만 하면 언제나 처럼 기다리고 있는 과량의 주사와 구체적인 작용과 이름을 모르는 약물들은 약학사전에 명시되어 있는 것처럼 "약은 곧 독이다"는 말을 되뇌어 생각해보면 우리 몸을 점점 더 어두운 수렁으로 몰아가고 있는 것은 아닌지에 대한 의문을 갖게 한다.

 조선조 때 출판된 팔의론에서 말하는 것처럼 사실 요즘에야 말로 약의만이 만연한 세상이고 건강과 관련된 지식이 특수계층에게 독점화되어 있는 사실을 감안한다면 약의가 아닌 식의를 그리고 식의의 길을 넘어선 심의가 애타게 그리워지는 세상이 아닌가 싶다.
 예부터 심의가 의술을 행하는 자들 중에서도 으뜸으로 칭해진 것으로 보면 아마도 인간의 일생을 치료하는 것은 약이나 음식보다도 더 중요한 것이 마음을 다스리는 것이라 생각된다.
 인생이 모두가 약의 보다 식의를 그리고 식의보다는 심의를 애타게 그리워하는 세상이라면, 아마 우리들 중 누구부터라도 그 일을 시작할 수 있지 않을까 싶어진다. 우리들 중 주부 대부분은 약리학이나 병리학을 공부하지 않았기 때문에 약의 로서의 역할은 감당할 수 없을지 모르지만, 어디에 무엇을 먹으면 좋다더라는 지혜는 할머니들로부터 물려받았다. 그리고 가슴에 따뜻한 사랑을 품을 수 있고 그것을 나누어줄 수만 있다면 이러한 마음이 모여서 우리가 원하는 건강한 몸을 만들어 갈 수 있을 것이다.

 인생을 통해 다치고 병든 마음을 치료받는 터전으로서 그리고 가끔 콩나물에 농약을 뿌린 것이 기사화 되면서 온 국민의 흥분을 자아내곤 잊혀지는 일을 반복하는 먹거리들을 먹고사는 사회의 일원으로서 이제 우리가 무엇을 먹고 무엇을 가려야 하는지를 연구하고 공부하며, 내가 사랑하는 주위의 이웃들에게 건강한 삶을 살 수 있도록 지혜를 전달하는 산업사회의 식의들로서, 그리고 만연한 자본주의로부터 다친 마음들을 쓸어 앉고 다친 영혼을 달래줄 수 있는 심의로서의 어머니들의 결단이 기대된다.

영국의 정치가이자 웅변가였던 에드먼드 버크는 "자신이 할 수 있는 것이 극히 적다는 이유로 아무것도 하지 않는 사람이야말로 가장 큰 실수를 저지르는 사람이다."라고 말했다고 한다. 우리가 할 수 있는 일은 극히 적은 것으로부터 시작될 것이 확실하다. 그렇지만, 우리의 시작이 적다는 이유만으로 시작도하지 않고 지금에 머무르고 있는 것이 가장 큰 실수라면 이제 나부터 무언가 행동의 길로 나서야 할 듯하다.

Chapter 03
새로운 의식개혁 운동

　현대인들은 작업으로 인한 과도한 스트레스, 영양의 불균형, 운동부족으로 인하여 하루 하루를 생기있게 적극적으로 보내지 못하고, 피곤에 지치고, 조그만 일에도 화를 내면서 그냥그냥 살아가고 있다. 잠도 깊이 충분하게 이루지 못하기 때문에 수면도 이런 상황을 개선해 주지 못한다. 불면을 호소하는 경우도 있다. 따라서 두통, 치통, 복통, 뻣뻣한 목, 쑤시는 어깨와 허리 같은 여러 가지 통증에 시달리고 있다.

　그리고 가공식품과 지방이나 설탕이 많이 들어있는 음식을 무절제하게 먹으면서 살아간다. 하루에도 몇 잔의 커피를 마시고, 탄산음료가 든 캔을 입에 달고 있으며 술도 또한 마시고 담배도 피운다. 그리고 나서는 이 의사 저 의사를 찾아다니며 우울함을 달래주거나, 살을 빼 주거나, 통증을 멈추게 해주는 그럴싸한 약을 받아 온다.

그러나 이제는 사람들의 인식이 바뀔 때가 되었다. 지금까지의 의료체계가 최선의 방법이 아니라는 사실을 자각해야만 한다. 만성통증에 관해서는 더군다나 더 최선이 아니라는 것을 실감해야 한다. 현대의 의료체계는 병의 근원을 치유하는 것이 아니라 단지 그 병의 증상만을 덮어주는 역할을 할 뿐이다.

경제의 논리와 정치도 작용하여 환자의 건강을 담보로 하여 더 많은 수익을 늘리기 위해 생산 비용을 줄이고 인원을 감축하며 비정상적인 보험료를 부가하고 서비스의 질을 떨어뜨리고 있다. 비록 대부분의 의사들이 "생명을 구하면서 나는 남들과 다르게 살아야지" 하는 마음으로 의사로서의 첫 발을 디디지만, 많은 의사들이 너무나도 빨리 정치의 논리와 틀에 박힌 일상의 처방, 짧은 시간에 진료를 마쳐야 하는 많은 환자들이 있는 삶 속에 빠져 버린다.

그렇다면 최상의 건강을 얻으려면 어떻게 해야 하는가? 지금 서양에서는 서양의학을 전공한 의사이거나 대체 의학을 전공한 의사이거나 많은 의사들이 환자들을 치유하는데 전체상관학적인 입장을 취하는 경우가 많다. 즉, 환자의 아픈 곳만 치유하는 것이 아니라 질병이 생기기 전에 병을 예방하는 방법과, 음식을 조절해서 먹는 방법, 아울러서 적절한 운동 프로그램과 건강보조식품, 정신적으로 감정적인 면을 고려하는 등, 환자의 전체적인 면을 건강하게 하는 데에 중점을 두고 있다. 이처럼, 전체 상관학적 입장에서는 우리가 먹는 음식을 중요하게 보고 있으며 우리가 매일 먹는 음식이나 보조식품이야말로 우리의 건강에 커다란 역할을 한다고 보고 있는 것이다.

미국인의 영양상태가 악화되고 있다는 미국 농무성의 지적은 식품가공의 산업화로 인한 영양소의 손실 내지는 파괴를 말하는 것이며, 더욱이 그릇된 영양지식에 따른 식생활의 잘못에 기인하는 것이다. 그러므로 우리들은 식품산업의 거대한 광고에 대하여 비판력을 키워야 하며 그 횡포로부터 자신과 가정을 지킬 수 있어야 한다. 그러기 위해서는 영양지식의 독점화로부터 건강을 스스로 지키는데 필요한 지식을 해방시키는 건강자위운동을 벌여야만 한다.

일본은 1981년 영양문제위원회 보고서가 발췌, 번역되어 소책자로 출판된 후 반성하기 시작하고 일본 후생성이 적극성을 띠어 1983-1988년의 6개년 계획으로 각 가정의 식생활 개선을 지도하기 위한 지도자양성 계획을 수립하여 매년 8만 명씩 도합 48만 명의 건강레이디를 양성하고 있다. 캐나다 정부는 이미 정기적으로 성인병을 예방하는 식사법을 해설한 소책자를 각 가정에 우송하고 있다.

미국에서는 의약산업의 독점물로 묶여 있었던 비타민이나 미네랄 등의 영양물질의 약사법의 쇠사슬에서 해방되어 슈퍼마켓이나 스낵코너에서도 손쉽게 판매되고 있다.

우리가 살고 있는 현대사회의 식생활 구조로 보아 그리고 우리가 처해 있는 환경이 공해에 오염되었다는 사실과 격심한 정신적 스트레스 상태라는 제반 문제를 놓고 생각해 볼 때 비타민, 미네랄의 부족은 충분히 존재할 수 있는 문제이다. 미국을 비롯한 공업 선진국일수록 공해, 식품가공, 스트레스 등 영양장애 요인이 심한데, 그들은 이러한 장애요인을 극복하기 위해서 식생활을 개선함과 동시에 영양보조식품의 개발을 적극 추진하고 있다. 왜냐하면 식생활 개선은 객관적 여건으로 말미암아 완벽하게 시행한다는 것이 그리 쉽지 않기 때문에 영양보조식품으로 그 부족분을 채우려 하는 것이다.

"음식물로 고치지 못하는 병은 의사도 못 고친다" 고 희랍의 의성 희포크라테스가 말했다.

올바른 식생활로 성인병을 예방하는 것은 가능하며, 병에 걸리고 난 후에 야단치는 것은 어리석기 짝이 없는 것임은 누구나 다 아는 사실인데, 이 사실을 등한시하고 있다는데 문제가 있다.

의약품은 신체 내에 항상 존재하는 물질이 아니라 낯선 것이기 때문에, 이것을 체내에 넣었을 때 크거나 작거나 간에 거부반응이 일어난다. 그러나 영양물질은 조상대대로 우리들의 신체 내에 언제나 있어 왔던 것이므로 하등의 부작용이 없으며 신체에 잘 적응한다.

미국 뉴욕 내과의과대학의 알론조 클라크 박사는 "우리들이 쓰는 치료약은 모두 독이며, 따라서 한번 먹을 때마다 환자의 활력을 떨어뜨린다. 의사들은 좋게 하려는 열성으로 도리어 심한 해를 입히고 있는 것이다. 자연에 맡기면 저절로 회복될 것으로 믿어지는 사람들을 서둘러 묘지로 보내고 있다."라고 개탄하였다.

이제 우리들도 건강문제를 더 이상 약과 수술의 의학에만 맡겨 둘 수 없으며, 낯모르는 면도사에게 선뜻 목숨을 내맡기듯 질병의 요리사에게 방치할 수 없다는 자각을 움틔워야한다.

지금 세계의 일부에서는 의학 혁명을 겪고 있다고 한다. 우리들에게도

의식개혁과 인식의 혁명이 필요하다. 그것은 하얀 가운을 입은 인술을 파는 상인들에게 생명을 의탁하는 종속에서 해방되어야 한다는 의식개혁임, 건강은 약이 아니라 식사, 즉 영양이 지켜주는 것이라는 인식의 혁명이다.

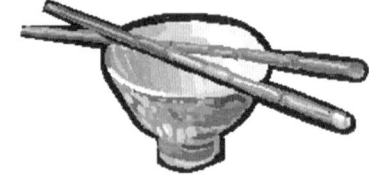

Chapter 04
새로운 의학 · 새로운 삶

　19세기말 현미경의 발명에 따라 병원균이 발견된 이후 급속도로 진보하기 시작한 현대의학은 플레밍(fleming)에 의해 페니실린이 발견되면서 정복되지 못할 질병은 없다고 여겨왔다. 여러 가지 전염병 극복으로 질병의 패턴이 반성병 위주로 바뀌면서 환자의 적극적인 역할이 필요하게 되었는데도, 의학은 아직 거기에 걸맞게 변화하지 못하고 있다.

　19세기말 이래 서양의학을 지배해온 질병관은 생의학적 패러다임에 근거한 것이었다. 이 패러다임은 미국으로부터 직수입되어 현재까지 우리나라 의학의 중심적 질병관으로 자리 잡고 있다. 생의학적 패러다임 데카르트적 세계관에 뿌리박고 있다. 데카르트는 정신과 육체를 엄밀히 구분했고, 이 구분에 따라 육체는 각 부분의 배열과 기능에 의해 완전히 이해될 수 있는 기계로 간주했다. 질병은 이 기계가 고장난 상태이며 의사의 역할은 인체라는 기계를 수리하는 것이었다. 따라서 의학은 하나의 상처로부터 신체의 다양한 각각의 부분에 포함된 생물학적 메커니즘을 이해하려는 노력에 스스로를 한정시켜왔다. 환경이나 사회적 문제와 마주치게 되면 의학 연구자들은 "그것은 의학의 영역을 벗어난 것"이라고 말해왔다.

1997년 7월 2일자 「뉴스워크」지는 "100세까지 살 수 있다"라는 제하의 글에서 인간이 늙는 것은 피할 수 없지만 올바른 식생활과 운동요법으로 지금보다 더 오래 살수 있다고 주장하고 있다. 사실 인간은 단순히 오래 사는 것만이 아니라 건강하게 장수하기를 더 소망한다. 최근 들어 의학계뿐만 아니라 일반인들 사이에서도 가장 관심을 끌고 있는 것은 건강한 생활양식의 실천이다. 질병과 조기사망을 예방하기 위한 확실한 방법은 의학기술이 아니라 생활을 건강하게 영위하는 것이라는 믿음이 널리 퍼져 있다.

최첨단 현대 의학이라도 만성질환을 완치하기 보다는 만성질환자를 돌보는 역할밖에는 하지 못한다는 것이 솔직하고 올바른 평가일 것이다. 암에 대한 예방 및 조기진단과 치료기술이 많이 발전했음에도 암으로 인한 사망률은 크게 감소하지 않은 것을 보아도 건강수준 향상에 있어 의학의 역할은 제한적이라고 할 수밖에 없다. 19세기 말이나 20세기 초반까지 인류의 평균수명이 연장된 원인은 당시의 주요 사망원인이던 급성전염성 질환을 적절히 통제할 수 있었기 때문이라는 것이 일반적인 평가이다. 그러나, 영국이나 미국이 20세기에 경험한 사망률 감소는 영양상태의 개선, 개인 위생수준의 향상, 위생적인 상하수도 시설 확보 등에 따른 결과이고, 예방접종 같은 의학기술은 아주 미미한 역할밖에 하지 못했다는 주장이 있다.

인간의 수명을 연장하고 건강을 유지하려는 노력에서 우리가 기대 할 수 있는 의학의 역할이 예상외로 미미함을 볼 때, 의학에만 의존하여 건강을 생각하는 것은 올바르지 않다고 할 수 있다. 그렇다면 어떻게 할 것인가? 개인이 선택할 수 있는 가장 확실한 방법은 바로 건강한 생활양식의 실천이다. 우리나라 10대 사망 원인의 공통점은 이들 모두가 건강에 해로운 생활양식에서 비롯된다는 것이다.

대부분의 사람들은 실제로 병에 걸려 아프기 전까지는 자신의 건강에 별로 신경 쓰려 하지 않는 경향이 있다.

흑사병과 천연두가 만연하던 시절에는 항생제와 위생학이 효력을 발휘했지만, 오늘날 각종 암과 만성퇴행성질환들 앞에서는 무력한 실정이다. 또한 수십 년 동안 난치병의 치료법으로 제시되던 각종 수술과 방사선, 약물요법 등은 많은 한계와 더불어 막대한 경제적, 정신적, 육체적 부담을 거의 고스란히 환자와 그 가족에게 지우고 있다.

그러므로 동서의학계로부터 일부 인식전환은 절대적으로 필요하다. 그런데 현재 세계 각국에서는 질병과 치료에 대한 근본적인 인식전환 없이 유전공학의 발달에만 희망을 걸고 있는 듯하다. 유전자정보를 모두 해독하여 각종 질병을 유발하는 유전자를 인위적으로 변형, 조작함으로써 건강을 되찾겠다는 것이다.

유전자 변형식품만 두고도 그 장기적인 결과가 어찌될지 몰라서 규제를 부르짖고 있는데, 눈앞의 효과만 바라고 인체 자체에 유전자 변형을 가하기 시작한다면 과연 어떻게 될 것인가? 현재 인류가 겪고 있는 약물공해나 환경공해를 넘어선 상상을 초월한 재난을 초래하지 않을까 우려스럽기 짝이 없다.

만성퇴행성질환들 앞에서 무기력한 현대의학은 이제 보다 더 안전하고 전체적인 입장에서는 돌파구를 찾아야 하지 않나 싶다. 우리 몸은 우리가 먹은 음식물로 만들어졌으며, 우리는 식생활을 떠나서 살 수 없다는 점을 생각한다면 삶의 원천인 식생활로부터의 건강을 찾아가는 것이 아직 과학이 밝혀내지 못했거나 아직 모른다는 사실만으로 안전 할 것 이라고 말하는 유전자 변형에만 기대를 하지 않아도 될 듯하다.

Chapter 05
식생활 개선 운동의 필요성

한 번의 예방이 백 번의 치료보다 낫다는 말이 있다. 다시 말해 평소에 건강 보조식품을 조금씩 먹는 것이 이미 가지고 있는 신체상의 불편함을 누그러뜨려 주며 다른 병이 생기는 것도 막아줄 수 있다는 것이다.

우리가 건강보조식품으로부터 얻어야 하는 이점은 건강을 유지하기 힘든 상황의 식생활에서 건강하고 활기차게 살기 위한 영양보급방법의 대안으로써 건강보조식품을 섭취해야 한다는 것이다.

환경오염으로 인해 토양이 오염되어가고 있고, 농산물도 토양에서 충분한 영양을 공급받지 못하고 있다. 게다가 바쁜 현대인들은 식사에서 고른 영양소를 공급받지 못하고 있다. 인스턴트 식품, 조미료를 너무 많이 먹거나 그 밖에 식품도 너무 편중된 것에 치중되어 섭취하는 경향이 있다. 특히 영양소 중에서 필수비타민 미네랄, 아미노산 등 음식에서 반드시 섭취해야 할 성분은 오히려 충분히 섭취되지 못하는 경우가 대부분이다. 따라서 이를 극복하기 위하여 깨끗한 토양에서 재배된 식물이나 약용 동식물을 원료로 해서 만든 건강보조식품이 유용하다는 것이다.

모든 미네랄 비타민 영양소의 체내작용은 거미줄 같이 얽힌 것처럼 서로에게 영향을 준다. 어느 하나가 부족하면 다른 영양소도 100% 기능을 못한다. 따라서 전체가 어느 정도 다 구비 되어야 인체에 잘 기능하도록 만들어졌다. 이것이 영양소 하나하나가 어디에 좋다고 분명히 말할 수 없는 이유이기도 하고 어느 하나를 배제해 놓고 그 효과를 실험하기가 까다로운 게 그 이유이기도 하다.

한국성인의 의식구조에 대한 자료를 보면 건강, 재산, 자녀, 교육이 가장 중요한 관심사이다. 그중에서도 건강을 가장 중요하게 생각하는 것으로 나타나 있다. 다시 말해서 한국의 성인들은 인생에서 가장 중요한 것이 바로 건강이라고 생각한다는 것이다. 그러나 현실은 어떠한가? 우리 국민들은 분명 건강이 가장 중요하다고 생각하는데도 불구하고 40대 사망률이 세계 1위라는 불명예를 안고 있는 분명히 건강하지 않은 나라이다.

40대 사망률 세계 1위의 국가, 하지만 건강을 가장 중시하는 나라, 도저히 이해할 수 없는 상반된 이 현실을 어떻게 설명을 해야 하나? 어째서 건강이 중요하다고 생각하는 의식을 가진 우리나라가 40대에서 세계 1위의 사망률을 나타내는 것일까? 아마도 터무니없는 건강비법, 허무맹랑한 자가 치료법, 종잡을 수 없는 의료 관행, 그리고 무엇보다도 과학적이 아닌 건강생활, 건강 미신이 원인이 아닌가 싶다.

40대에 접어들어 자기 분야에서 성공은 거두었지만, 그 담보로 건강과 생명을 잃는 우리나라 성인들의 생활방식에는 어느 정도 공통점이 있다. 애매모호한 성공의 담보가 건강이라는 것이다. 막말로 남보다 잘 먹고 잘 살고 좀 더 행복해지기 위해서 가장 덜 투자가 되고 등한시 되는 것이 건강이다. 결국 건강을 잃은 빈 껍데기 풍요가 생기는 모순이 초래되고 만다.

우리는 식생활 개선운동을 통해 건강의 법칙을 연구하고 전하는 일을 하는데 동참하기를 바라는 마음이다. 성공이 건강을 담보로 하는 것이 아니라 건강을 지키는 과정에서, 그리고 주위의 이웃들에게 건강의 법칙을 같이 나누어 주는 과정에서 이루어진다면 금상첨화가 아니겠는가?

사람들은 의사만이 그들의 병을 일으킨 원인을 알고 있다고 믿게 되고 기술적이고 기계적인 치료법에 희망을 걸고 병원을 찾아간다. 의사는 환자의 몸을 몇 mm단위까지 쪼개 볼 수 있는 첨단기계를 사용하여 검사를 한 후 그 측정 결과에 의거해서 건강과 질병을 구분한다.

모든 인간의 병이 정신, 육체, 환경의 상호작용에 의해서 일어나는 것이라는 진리가 과학논리에 의해 무시된다. 의사가 그런 진리를 설득하기 위해 주사와 약을 쥐어주면서 동시에 환자 자신이 해야 할 일들-예를 들면 건강을 해친 잘못된 생활태도나 습관과의 전쟁을 교육해도 환자가 이를 무시하고 지키지 않는다. 또 의사는 환자가 아무리 불편해 해도, 기계적인 수치가 정상이라는 것만을 강조한다. 이에 만족하지 못한 환자는 또 다른 병원을 전전하지만 결국 같은 말만 되풀이해 듣는다. 건강 미신을 찾아 발길을 돌려서 돈과 시간을 낭비한다. 거기서도 별 효험을 못 보면 이제 그냥 내버려 두는 수밖에 없게 된다. 그러다가 몇 년이 지나 문득 건강 체크를 해 봐야겠다는 생각이 들어 병원을 다시 찾는다. 그리고는 의사로부터 절망적인 얘기를 듣는다.

산업사회는 만성퇴행성질환 특히 암과 같은 병들이 결코 남의 얘기가 아니라 나와 내가족의 얘기가 되어 버린 사회다. 이러한 불완전한 건강사회에서 우리들 자신의 건강을 지키는 주체로서의 자아를 확립하고 건강할 때 건강의 법칙을 연구하며, 식생활개선과 식탁에서 모자란 영양을 건강보조식품을 통해 보충함으로써 건강한 삶을 영위하며 나아가 성공적인 노화를 연구하는 식의로써 건강 버팀목으로 충분한 역할을 하리라 생각한다.

항산화제

인간은 호흡으로 들이마신 산소가 있어야 섭취한 음식을 산화시켜 생존할 수 있다. 그런데, 이 에너지를 만드는 과정에서 불가피하게 우리 몸에 손상을 주는 유독물질이 만들어지는데 이것을 "프리라디칼" 또한 "활성산소"라고 한다. 이러한 프리라디칼 중 대표적인 것이 수퍼옥시드라디칼과 히드록시라디칼이다. 수퍼옥시드라디칼은 산소 분자에 전자가 하나 더 붙어서 만들어지는 물질이다. 산소는 산소인데 수퍼 산소라는 뜻이며, 세포 내부에서 매우 강한 독소를 갖는다. 이 물질은 일단 생기기만 하면 다른 데로 이동할 사이도 없이 근처에 있는 다른 물질과 아주 빨리 결합하는 요주의 물질이다. 따라서 모든 생물학적 분자에 닿자마자 그것들을 융단폭격식으로 공격하고 연쇄반응을 일으켜서 해를 입힌다. 우리 몸에 필요한 어떤 물질을 만들어내려면 그에 필요한 정보를 담은 DNA들이 복제되어야 한다. 그런데 히드록시라디칼이 DNA 성분을 공격한다. 그 결과 히드록시DNA 라는 것이 생성되면 잘못된 정보에 의해 비정상적인 물질이 만들어지게 되는데, 이를 돌연변이현상 즉, 암세포가 되는 것이다. 엑스선이나 감마선 같은 전리방사선에 노출될 때도 히드록시라디칼이 만들어져서 다른 분자들에 대해 해를 입힌다.

그러면 우리가 일상생활을 하면서 어떠한 경우에 두 얼굴을 가진 산소가 불가피하게 몸에 해로운 프리라디칼을 만들어낼까?

산소가 우리 몸에 해로운 유해산소로서 작용을 하는 경우는 다음과 같다.

> 1. 들이마신 산소가 몸 구석구석 전해지려면 혈관 속을 지나가야 된다. 이때 혈관 속에서 프리라디칼이 생긴다.
> 2. 만일 오염된 공기를 마시거나 담배를 피우면 호흡기에도 프리라디칼이 생긴다.
> 3. 에너지가 만들어지려면 세포 속으로 산소가 들어가야 하므로 세포 속에서도 프리라디칼이 만들어진다.
> 4. 우리 몸에 필요한 각종 호르몬을 만들 때에도 산소가 쓰이므로 이때도 프리라디칼이 만들어진다.
> 5. 몸에 해로운 독 물질을 처리할 때도 산소가 쓰이므로 이때도 프리라디칼이 생긴다.
> 6. 몸을 구성하는 조직을 만들 때나 생명의 유지에 필요한 여러 대사 반응 시에 산소가 쓰이므로 이때도 부산물로 프리라디칼이 만들어진다.

이러한 몸의 일반적인 생리작용에 의해서 뿐만 아니라 사회가 복잡해지고 유해물질이 늘어남에 따라 우리는 이러한 프리라디칼로부터의 위험에 더 많이 노출되기에 이르렀으며 다음과 같은 사람들이 이에 해당된다.

> 1. 운동을 전혀 안하거나, 무리하게 하는 사람
> 2. 정신적 스트레스가 많은 사람
> 3. 인스턴트 식품을 즐겨 먹는 사람
> 4. 첨가물, 착색소 등으로 가공된 식품을 주식으로 삼는 사람
> 5. 불필요한 약을 많이 먹거나, 장기간 약을 복용 하는 사람
> 6. 과음자
> 7. 육가공품 동물성 식품(소시지, 햄, 베이컨, 캔에 든 고기 등)을 즐겨먹는 사람
> 8. 항산화제가 풍부한 제철의 신선한 야채, 과일을 매일 안 먹는 사람

9 담배를 피우는 사람
10 공기가 나쁜 곳에서 살거나 일하는 사람
11 햇빛을 많이 쬐는 사람

  프리라디칼은 1분에 1만 번 정도 세포를 공격한다고 한다. 이런 식으로 따지면 10분에 10만번 1시간이면 60만번, 하루에는 1440만 번이나 우리 세포는 프리라디칼의 시달림을 받는다. 공장을 가동 하고 나서 생기는 폐수를 처리하지 못하고 내보내면 하천이 오염된다. 자동차 배기가스는 대기오염의 원인이지만, 만일 그 배기가스를 차 밖으로나마 내보내지 못한다면 엔진의 수명은 대폭 줄어들 것이다. 사람이 음식으로부터 영양분을 흡수하고 남은 찌꺼기들을 적절히 배설-처리하지 못한다면 몸 안에는 해로운 독 물질들이 나날이 쌓여만 갈 것이다. 인간의 세포도 마찬가지이다. 에너지를 만들면서 생기는 해로운 프리라디칼을 제거하지 못하면 세포는 오래 살지 못하게 되는 것이다.

  우리 몸에서는 지금 이 순간에도 나쁜 환경이나 생활 습관의 영향으로, 혹은 몸에서 에너지를 만들기 위한 과정의 부산물로 끊임없이 프리라디칼이 만들어지고 있다. 하지만 체내의 항산화제 탱크가 작동하여 해로운 프리라디칼을 제거한다. 만일 정상적인 속도로 활성산소물이 생길 때에는 체내의 방어벽만으로도 충분히 처리가 된다. 그러나 흡연을 과하게 한다거나 과로하고 나쁜 음식(육가공류, 인스턴트, 패스트푸드, 과자, 설탕 등의 과다 섭취)들을 계속 먹을 때에는 유해물이 너무 많이 생기므로 체내 방어탱크가 허물어지면서 세포들이 스트레스를 받기 시작 한다.

  옛날 우리 조상들이 먹었던 상추, 열무, 배추와 지금 우리가 먹고 있는 그것이 항산화제 함유량 면에서 질적으로 같을까? 다르다. 왜? 흙이 다르기 때문에!

요즘의 채소는 우선 속성재배로 흙 속의 미네랄이 녹아 야채에 흡수될 시간이 적고 대기오염에 의한 산성비로 땅속의 미네랄이 녹아버리고, 산성 화학 비료로 또 미네랄이 손실되며, 농약 때문에 죽은 땅에서 죽은 야채가 자라게 되는 셈이다. 게다가 보관을 위해 각종 농약을 첨가해서 죽은 야채가 이젠 해로운 야채로 변하기까지 한다. 그렇지만, 이러한 야채라고 하더라도 식생활에서 우리 몸에 유익한 항산화제의 손실을 줄이기 위한 방법은 없을까?

그 구체적인 방법을 살펴보면 다음과 같다.

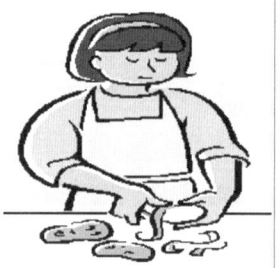

1. 야채나 과일은 제철이 나는 것을 싱싱한 채로 사서 바로 바로 먹는다.
2. 보관할 때에는 햇빛이 안 드는 어두운 곳에서 공기가 안 통하도록 짧은 기간 동안만 보관하도록 한다.
3. 물에 오래 담가 놓지 않도록 하고, 씻을 때에도 빠른 시간에 살짝 씻도록 하고, 씻은 즉시 요리해서 먹도록 한다.
4. 조리할 때는 가능한 물에 안 넣고 데쳐서 먹고, 물에 넣을 때에는 가능한 최소량만 사용해서 단기간에 약한 불에다가 요리하도록 한다.
5. 냉동된 것을 녹일 때 장시간 녹이게 되면 항산화제 손실이 크므로, 가능한 전자렌지를 사용하여 빨리 녹이는 게 좋다.

식생활 습관을 통해 프리라디칼의 원인을 줄이고 이러한 프리라디칼의 공격으로부터 내 몸을 지켜주는 항산화제의 보다 더 많은 섭취와 음식으로부터 기인하는 프리라디칼의 공격으로부터 안전하도록 하는 식생활 습관은 없을까?

다음과 같은 항목이 도움이 된다.

① 기름진 음식 섭취를 줄여라. 이중 특히 튀김 종류의 패스트푸드는 먹지 말라. 여러 번 사용하고 오래된 기름에 튀긴 음식은 프리라디칼이 아주 잘 생기는 최악의 음식이다.
② 수소 처리된 기름이 들어 있는 식품을 피하라(대표적 예: 과자류)
③ 지방을 먹을 때에는 단일 불포화지방(예: 올리브기름)이나 다가불포화지방(예: 식물성기름)을 먹어라. 단, 다가불포화지방은 산화변질이 잘되므로 충분한 비타민E를 같이 먹도록 하라.
④ 설탕을 줄여라. 설탕이 듬뿍 들어간 음식은 대부분 지방도 많이 들어 있어서 더욱 나쁘다.
⑤ 신선하거나 살짝 데친 야채의 복용량과 종류를 늘려라. 특히 십자화과 야채(예: 양배추, 브로콜리), 베타카로틴이 풍부한 야채(예: 당근, 토마토, 시금치, 케일), 비타민C가 풍부한 야채(예: 파슬리, 열무, 감자)를 매일 먹어라.
⑥ 다양한 색깔의 신선한 과일을 매일 먹어라.
⑦ 콩이나 콩으로 만든 식품을 많이 복용해라.
⑧ 육류섭취를 주 1회로 줄여라.
⑨ 염분 섭취를 줄여라. 소금이 많이 들어간 음식은 아주 가끔 먹는 정도로만 하라.
⑩ 훈제, 소금에 절인 식품도 아주 가끔 먹는 정도로만 하라.
⑪ 타거나 숯불에 구운 음식을 피하라. 어쩔 수 없이 먹게 될 때에는 꼭 항산화제를 같이 복용하라.

12 발색소가 들어 있는 식품을 피하라. 발색소 첨가 여부는 포장지 설명서를 보면 알 수 있다. 어쩔 수 없이 먹게 될 때에는 꼭 항산화제를 복용하라.

프리라디칼로부터 내 몸을 지켜주는 항산화제에는 어떠한 것들이 있을까?

첫째로 비타민A와 체내에서는 비타민A로 바뀌는 베타카로틴이다. 이들은 산소농도가 낮은 곳에서 지방이 부패하는 것을 막으며 프리라디칼이 생기는 것을 억제한다.

비타민C는 수분이 많은 곳에서 프리라디칼을 제거해 주며, 암 유발 물질도 감소 시켜준다. 또한 중요한 항산화제인 비타민E를 재생시키는 독특한 기능도 있다.

비타민E는 산소 농도가 높은 조직에서 프리라디칼의 공격을 막는 선봉장이며, 혈액 속의 지방질들을 보호하고 세포벽을 안정시킨다.

셀레늄은 세포 내부를 지키는 항산화효소를 도와 세포 안을 지키는 역할을 한다. 이들 외에도 신선한 야채와 가공하지 않은 곡류에 많이 들어 있는 구리, 아연, 마그네슘은 세포 내에서 프리라디칼과 싸우는 항산화효소를 도와주는 보급 창고이다. 만일 이들이 부족하면 세포 안쪽에서 문제가 생긴다. 조효소 큐, 시스테인, 리보플라빈, 바이오 플라보노이드, 멜라토닌 등도 항산화 보조방어벽 역할을 하는 중요한 물질들이다.

노인학자들과 일부 연구가들의 말에 따르면 인간 노화현상의 근본적인 원인 중 가장 큰 요소가 프리라디칼의 산화작용 때문이라고 한다. 이러한 프리라디칼은 굳이 인간만을 산화시키는 것이 아니라 지구상의 모든 생물들을 산화시킨다고 봐야 할 것이다. 노화를 막고 인간의 몸에서 발생하는 대부분의 근본적인 원인 중 하나인 활성산소로부터 우리 몸을 지키기 위해 우리는 항산화제의 적극적인 섭취가 필요하다. 이러한 항산화제는 대부분의 식물에 존재하지만, 산업사회 이후 정백가공식품으로부터 충분한 항산화제의 섭취가 불가능해져가고 있다.

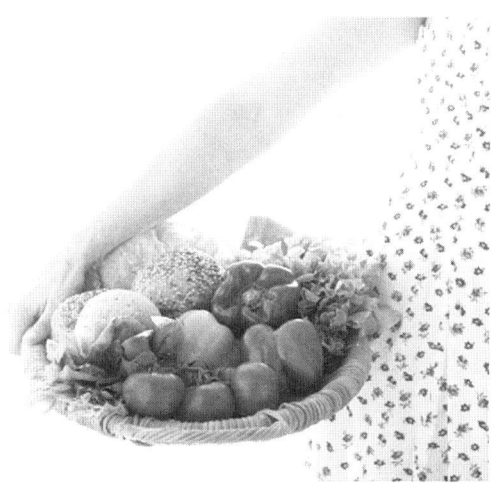

비타민

일본의 홋카이도 농업연구소의 발표에 의하면 일본의 경우 홋카이도 섬의 한 밭에서 자라는 시금치 100g 중에 함유된 비타민 C의 양이 1950년 일본이 산업화가 되기 전과 1994년 즉, 일본이 산업화가 한참 무르익은 다음 상태에서의 동일한 환경에서 재배된 시금치에 현존하는 비타민의 조사는 150mg에서 14mg으로 현격히 감소했다는 사실을 우리들에게 가르쳐준다. 물론 이러한 조사는 비닐하우스가 아닌 토지에서 재배된 시금치를 대상으로 한 것이다. 야채에 함유된 비타민의 감소는 산업화 이후의 산성비로 인해 지표층의 미네랄들이 강한 산성을 띤 빗물에 녹아 바다로 쓸려 가버렸다는 사실과, 화학비료 그리고 농약이 작물을 키우고 병충해로부터 작물을 지키는 데는 도움이 되었을지 모르지만, 지표층의 유익한 균들을 박멸하게 함으로써 흙에게 도움을 주는 유익한 균들이 흙을 분해해서 식물이 성장하는데 밑거름이 될 수 있는 미량원소들의 합성이 불가능해졌다는 것, 그리고 농업이 더 이상 가족이 먹기 위한 것이 아니라 시장에 팔기 위한 것으로 바뀌면서 농업생산품이 질이 아니라 양이 중요해지고 농업의 방법이 더 이상 퇴비를 만들어서 땅을 건강하게 하는 것이 아니라는 점, 즉 땅이 더 이상 예전에 퇴비라는 방법으로 환원되던 자원의 공급을 받을 수 없어 흙의 작물을 키우기 위해 보유하고 있는 원소들의 고갈의 정도가 심해져 간다는 데에 있다. 이러한 이유로 시금치에 비타민이 현저히 줄어들었던 것이다.

미국 지역의 한 연구보고에 의하면 일부 전문가들은 토양 양분의 고갈로 인해 시금치 100g의 철분의 양이 1948년에서 1973년 사이 70분의 1로 감소했다고 한다. 마이콜 콜건 박사의 저서 "당신의 비타민 프로파일"

에 의하면 영양학계 권위자들은 조리하지 않은 당근 3.5온스에 함유된 베타카로틴(비타민A)의 양이 18,000 IU에서 70 IU 까지 차이가 많다고 한다. 이러한 각종 보고들이 시사하는 바와 같이 영양분이 없는 채소를 섭취하면 배는 부를지 몰라도 몸이 필요로 하는 영양분은 늘 부족한 상태가 된다. 더군다나 요즘처럼 채소와 과일에 계절이 없어져 버리고 비닐하우스에서 수경재배와 기타 여러 가지 농업과학기술을 토대로 재배되는 각종 야채들은 모양만 야채이지 과연 그 속에 함유된 영양이 얼마나 될지는 의아하지 않을 수 없다.

비타민은 미량 영양소로써 그 자체만으로 에너지를 공급하는 것도 아니고 몸을 구성하는 요소가 되는 것도 아니다. 하지만 이 영양소가 충분히 섭취되지 않거나 한 종류라도 부족하게 되면 체내에서 일어나는 여러 가지 대사에 지장을 초래하여 병을 유발하게 된다.

즉, 비타민은 단백질, 탄수화물, 지방이 에너지로 변할 때 효소작용을 하므로 결코 빠뜨릴 수 없는 중요 영양소인 것이다.

우리 몸에 필요한 비타민 중 대표격인 비타민 C의 생리적 작용만 보더라도 비타민들의 미량영양소가 인체에 얼마나 중요한지 알 수 있다. 미국 건강재단에서의 연구에 의하면 비타민 C는 위암의 근원이 되는 발암물질의 생성을 방지하는 작용을 한다. 그것은 단백질의 분해산물인 아민류와 가공육이나 어육연제품 등에 첨가되는 발색제인 아질산염(아질산나트륨)이 결합하면 니트로사민이라는 강력한 발암물질이 생성되는데, 이 반응은 산성에서 용이하므로 주로 위에서 일어난다. (위의 산도가 꼭 알맞기 때문이다.) 비타민 C는 이 아민과 아질산염의 결합을 억제하는 작용이 있어 니트로사민이라는 발암물질의 생성을 막아준다. 특히 생선을 즐기는 경우에는 비타민 C의 섭취가 더욱 중요시되는데, 그것은 생선의 단백질에서 니트로사민이 다량 생성되지만, 비타민C에 의해 40분의 1로 줄어들었다는 연구보고가 있기 때문이다.

체코슬로바키아의 어느 고령자 의료시설에서 82명을 대상으로 1년에 걸친 장기실험을 하였던바, 반수 인원에게 비타민 C를 하루 1g씩 투여하였더니 혈액중의 콜레스테롤 수준이 낮아지고, 특히 콜레스테롤 수준이 높았던 사람일수록 현저하게 내려가 40% 가까이나 내려갔다는 보고가 있다. 즉 비타민 C는 콜레스테롤을 담즙산으로 바꾸는 작용을 촉진시키기 때문에 혈액중의 콜레스테롤을 간장으로 보내 담즙산을 만들어 십이지장으로 내보내는 역할을 하는 것이다. 따라서 비타민 C의 콜레스테롤을 낮추는 효과가 동맥경화증 일반에 도움이 되는 것은 당연한 일이다.

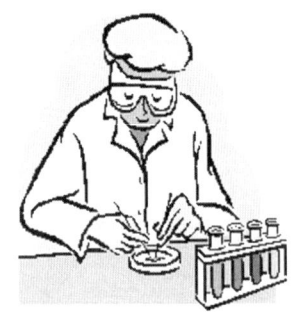

비타민 C의 생리적 작용 및 약리적 작용은 이 정도에서 그치지 않는다. 비타민 C는 인터페론, 면역글로불린, 부산피질호르몬 등 바이러스나 세균의 침입에 대항하는 저항물질의 합성을 촉진시키는 작용이 있어서 암을 비롯하여 감기 바이러스, 간염바이러스 등에 유효하다. 뿐만 아니라 비타민 C는 바이러스의 아미노산 고리를 절단하는, 다시 말하면 바이러스 자체를 파괴하는 위력도 있음이 최근에 밝혀졌다. 라이너스 포올링 박사는 감기 초기에 매 30분마다 1g 씩의 비타민 C를 10회 정도 먹으면 여러 날 고생할 감기를 하룻밤으로 이겨낼 수 있다고 한다.

비타민 C는 콜라겐 합성을 촉진하여 암조직의 확장을 억제하고, 디스크나 퇴행변성관절증 등 골조직의 노화를 억제하는 데 유효하다. 비타민 C는 비타민 E와 협동하여 "치토크롬 P 450"이란 효소를 만드는데 기여한다. 이 효소는 중금속등의 지용성물질을 수용성으로 바꾸어 신장으로부터 배설이 용이하게 하는 역할을 한다. 그러므로 비타민 C는 지용성 공해 오염물질의 체외배설을 돕는 것이다. 또한 비타민 C는 항산화작용과 유리기포착작용이 강력하여 맹독성의 과산화지질의 생성을 억제함과 동시에 과산화지질의 독성을 줄인다. 이러한 작용은 암을 비롯하여 심장병, 신장병, 뇌졸중, 동맥경화증 등 성인병 일반에 도움을 줄 수 있는 근거가 된다. 또 심지어는 무좀균에 대해서도 상당한 억제 효과가 있다.

라이너스 포올링 박사에 의하면 비타민 C는 지능수준을 높이는 데에도 커다란 역할을 한다는 것이다. 비타민 C는 공해에서 건강을 지키는 힘이 있으며, 각종 바이러스의 침입으로부터 신체를 보호하는 힘이 있다. 그뿐만이 아니라 수술시 수혈에 의한 B형 간염바이러스의 감염을 98%까지 방지해 주며, 초기의 디스크를 치유시키며, 뇌출혈을 방지하고, 심지어는 비타민 C 1g에는 인슐린 2단위에 상응하는 혈당강하 작용도 있음이 밝혀졌다. 라이너스 포올링 박사는 "비타민 C 부족 때문에 사람들이 다른 동물에 비해 더 많은 병을 일으키고 있는지 모른다."고 하였다.

얼마 전 KBS 아침 마당에서 비타민 C 가 몸에 좋다는 의사의 한마디로 약국마다 비타민 C가 동이 났다는 말이 있었다. "누가누가 뭐라고 하더라"는 이유 때문에 마치 한철 유행처럼 비타민이 동이 난 것이다. 비타민은 누가 어디에 좋다고 말해서가 아니라 우리 몸에서 없어서는 안 될 중요한 영양소임에 분명하다. 그러나 이러한 영양소를 일상의 식탁을 통해서는 농업의 산업화에 따른 변화와 정백가공식품 등으로 섭취는 점점 더 어려워져 가고, 그리고 사회 환경의 변화와 각종 스트레스, 가공 식품과 화학물질의 범람 등으로 필요량은 늘어만 가는 이중적인 문제에 처해 있다.

미네랄

현대의 농업 기술이 필수 영양소의 파괴를 가져왔다는 것은 더 이상 비밀이 아니다. 농사에 사용하는 화학 살충제와 비료는 농작물의 모양을 더욱 풍성하게 만들었고 농부들은 풍성한 수확을 거두어들이고 있지만 풍성한 수확은 일부영양소의 파괴를 불러왔다.

쉴 새 없이 경작된 땅은 그 결과로 토양이 지니고 있는 꼭 필요한 영양분을 조금씩 잃어가고 있고 화학 살충제와 화학비료가 만들어낸 공해와 유독 성분이 토양 속에 있는 유용한 미생물을 파괴하고 있으며, 또한 토양이 스스로 영양소와 미네랄들을 방출하는 역할을 저해하기도 한다. 이러한 과정들은 경작된 농작물의 영양소 함유량을 감소시키고 있다. 이러한 면에서 사람들은 다른 어떤 때보다도 풍족한 음식을 섭취하지만 영양이라는 측면에서는 굶주리고 있다고 할 수 있다.

영양면에서 충족되지 못했다는 것은 우리들의 식탁에 오른 음식물을 통해 충분한 양의 미네랄을 섭취하지 못하고 있다는 것을 의미하기도 한다. 연구진들은 미량 미네랄과 필수 미네랄이 생체 시스템을 적정수준으로 유지시켜주며 생명을 유지하는데 중요한 역할을 하고 있다는 것을 발견했다. 노벨상을 두 번이나 수상한 적이 있는 라이너스 포올링 박사의 말을 인용하면 "모든 고통과 질병들이 비타민과 미네랄의 부족으로 인해 생긴 것입니다"라고 말하고 있다. 의학계에서도 폴링 박사의 주장을 뒷받침해줄 수 있는 미네랄 결핍으로 생길 수 있는 여러 가지 질병들을 발견하였다. 이러한 질병으로는 골다공증, 각종 간, 심장질환, 빈혈, 선천적 결함 등이 있고 이 외의 다른 질병의 원인이 되기도 한다. 이러한 결과를 보면 미네랄의 결핍이 건강을 해치는 요인이 된다는 것은 쉽게 생각할 수 있다.

미네랄은 극소량이 필요한 비유기적인 물질이다. 체내에는 20여개의 금속성 물질이 있으며 이것은 체중의 4%정도를 차지한다. 미네랄은 흙과 물에서 다량으로 발견되는데 식물은 뿌리로 미네랄을 흡수한다. 인류는 식물을 먹음으로써 미네랄을 섭취하거나, 식물을 먹은 동물을 먹음으로써 미네랄을 섭취할 수 있다. 체내에 있는 미네랄은 신진대사에 필요한 여러 가지 역할을 한다. 또한 미네랄은 글리코겐, 단백질, 지방과 같은 요소를 합성하는데 도움을 준다. 미네랄은 신체의 성장과 유지 및 생식에 비교적 소량이 필요한 영양소이며, 인체의 구성성분 중에서 미네랄은 체중의 약 4~5%를 차지한다.

미네랄은 인체에서 일어나는 여러 가지 대사에 작용하는 영양소로 그 자체로써 생명활동에 필요한 에너지를 공급하는 것은 아니지만, 약 20종류의 미네랄이 신체활동과 건강유지에 반드시 필요하다는 것은 명백한 사실이다. 그리고 모든 미네랄은 인체에 필수적인 것이며 건강유지를 위해 모든 미네랄을 균형 있게 섭취할 필요가 있다. 하지만 최근에는 음식물 속의 미네랄 함유량이 앞에서 언급된 바와 같이 점점 감소하는 경향을 띠고 있기 때문에 비타민을 포함한 미량영양소의 감소가 인체에 심각한 영향을 주고 있는 것이다.

이러한 미네랄의 결핍이 인체에 어떠한 영향을 주는지 단적인 예를 보면 다음과 같다.

산업사회 이후에 문제가 되고 있는 만성퇴행성 질환 가운데 하나가 당뇨병이다. 이러한 당뇨병과 관련하여 중요한 미네랄로 분류되는 것이 크롬과 아연이다.

정백가공식품은 자연식품에 비해 크롬, 아연, 칼슘, 칼륨 등 당뇨병과 밀접한 관계가 있는 미네랄이 현저히 감소되어 있다.

 아연은 인슐린의 생합성에 절대적으로 필요한 미네랄이고, 칼륨이나 칼슘 등은 인슐린의 분비를 좋게 하는 미네랄이며, 크롬은 인슐린의 활성을 좋게 하여 혈액중의 당분을 세포 안으로 흡수시키는 데 있어서 인슐린과 공동으로 직접 작용하고 있다는 사실이 최근에 발견 되었다. 물론 이때 크롬은 미네랄로서 작용하는 것이 아니라, 사람의 간장이나 장내세균에 의해서 내당인자(GTF:Glucose Tolerance Factor)라는 물질로 합성된 다음에 작용한다는 사실도 알게 되었다. 내당인자가 인슐린 작용을 돕는 메카니즘은, GTF가 인슐린 분자를 껴안고 세포막의 표면에 있는 "인슐린 수용체"에까지 연결시켜 주는 것으로 이해되고 있다는 것이다. 세포막 표면에는 인슐린의 존재를 인식하여 포도당의 세포내 유압을 조절하는 인슐린 수용체가 있다. 당뇨병 상태가 되면 이 수용체의 수가 적어지거나 수용체에 이상이 생겨 포도당의 세포내 유압에 장애가 발생한다. 내당인자는 이러한 경우에 인슐린의 작용을 도와 포도당의 세포내 유입을 원활하게 하는 작용을 한다.

 당뇨병은 정신적인 스트레스에 의해서도 발병한다. 그러므로 스트레스가 많은 현대인의 사회생활 구조도 당뇨병을 증가시키는 원인이 될 수 있다. 이럴 때에 칼슘이나 마그네슘과 같은 천연의 트랭킬라이저는 당뇨병의 유발을 억제하는 데 도움이 될 수 있다. 칼슘과 마그네슘은 신경과 정서를 차분하게 해 주며 스트레스에 대한 방어력을 증진시켜 준다. 그러나 현대인의 식생활에서는 특히 칼슘과 마그네슘이 부족하다.

뼈, 관절(글루코사민)

　사람의 몸에는 크고 작은 여러 가지 형태의 뼈 206개가 있다. 뼈는 우리 몸을 지탱하고 또 외부에서 가해지는 물리적 힘에 대해 몸의 중요한 기관을 보호하는 역할을 한다. 건강한 사람의 뼈는 밀도가 촘촘해 골절의 위험이 적은데 반해 허약한 사람의 뼈는 그렇지 않다. 내 몸을 지탱해주고 내부 장기를 보호해주는 뼈는 나이가 들면서 더욱 약해지고 가벼워져 각종 병을 유발한다. 관절염이나 목, 허리 디스크 등이 그러한 예이다. 최근 들어서는 척추가 비틀어지면서 옆으로 구부러지는 척추측만증이 초등학교 어린이로부터 중학생에 걸친 사춘기의 학생에게도 나타나 충격을 주고 있기도 하다. 이러한 척추측만증은 대부분 나쁜 자세로 인한 것이다. 몸이 건강할 때 적당한 방법을 이용하여 튼튼한 뼈의 상태를 계속적으로 지켜가는 것이 지속적인 건강을 위해서 무엇보다 중요하다.
　뼈가 약해져 생기는 대표적인 병은 골다공증이다. 폐경기 전 후의 여성에게 많이 나타나며 뼈 미세구조의 연결마디가 끊어져 가벼운 충격만 받아도 쉽게 골절이 된다. 특히 골다공증에 의한 대퇴부 골절이 일어나면 15~20%가 1년 만에 사망하고 나머지의 절반은 평생 누워서 살아야 한다는 통계가 나와 경각심을 불러일으키고 있다. 골다공증이란 보통 40대에 들어서면서 뼈마디가 저리고 쑤시며 등짝이 뻐근하고 허리에 통증을 느끼며 마음이 불안해지는 등의 증세를 나타내는 칼슘결핍증의 일종이다. 미국에서는 육류의 과다 섭취가 이병을 일으키는 한 원인으로 간주되고 있는데, 이는 육류에는 인이나 유황 등 산을 만드는 성분이 많아 뼈 속의 칼슘을 녹여 몸 밖으로 배설시켜 버리기 때문이다. 요즘은 설탕과 인산이 들어 있는 청량음료 덕분에 칼슘이 수난을 당하고 있다. 콜라나 사이다를 마시면 그만큼 칼슘의 수요가 늘게 되는데, 이때 식사에서 칼슘 공급이 부족하면 뼈 속에 저장된 칼슘이 녹아나와 그 대신 소비되는 것이다. 골다공증에 있어서는 뼈조직 가운데서도 특히 등뼈 부분의 칼슘이 녹아나와 스폰지와 같이 엉성하게 된다.

사람에 따라서는 등이 굽거나 키가 줄어들기도 하며 근육통을 호소하기도 한다. 심한 경우에는 척추에 골절상을 입기도 한다. "뼈=칼슘"이라는 등식이 성립되면서 칼슘 성분의 보조식품의 소비량이 꾸준히 증가하고 있다. 그러나 칼슘제제는 폐경 이후의 여성의 골 소실 예방에는 거의 도움을 주지 못하기 때문에 여성은 35세를 전후하여 반드시 칼슘을 보조 방법으로 섭취해야 한다. 충분한 칼슘을 섭취하는 것은 중금속의 뼈 조직에 침착되는 것을 예방하며, 스트레스에 강해지는 길이다. 그리고 공부하는 젊은 이들에겐 학습능률 향상에도 큰 도움이 되며, 요즘 사회적으로 큰 문제거리가 되어 있는 "청소년비행"과도 밀접한 관계가 있음이 밝혀지고 있다. 술이나 담배를 지나치게 즐기는 사람, 몸이 야위고 운동량이 적은 사람, 과로하고 스트레스를 많이 받는 사람, 위에 염증이 있거나 위 수술을 받은 후 칼슘의 흡수가 어려워진 사람이 대체로 골다공증에 걸릴 확률이 높다.

뼈를 건강하게 유지하려면 우선은 뼈의 구성성분이 되는 칼슘을 많이 섭취해야 한다. 시멘트의 비중을 줄이면서 건물이 단단해지길 바라는 것은 소용없는 일이다. 뼈를 자극하는 것도 뼈의 건강과 밀접한 관계가 있다. 뼈에는 압력과 같은 자극이 지속적으로 가해지면 전기가 흐르는 성질이 있고, 그 전기로 세포가 자극을 받아 뼈의 형성이 활발해진다. 이를 압전효과라고 한다. 무중력 상태에서 오랫동안 생활한 우주비행사들의 뼈가 가늘어지는 것이 이 같은 압전효과를 증명해 준다. 뼈는 자극받지 않으면 가늘고 약해지므로 항상 운동으로 자극을 주어 뼈세포를 활성화 시키는 것이 중요하다.

사람이 걷고 뛸 수 있도록 지탱하는 것은 바로 우리의 몸 속에 들어있는 206개의 각각의 뼈와 뼈를 부드럽게 이어주고 운동을 원활하게 해주는 것이 바로 관절이다. 뼈와 관련하여 한 가지 더 중요한 것은 뼈와 뼈를 연결해주는 관절 특히 슬관절(무릎)의 통증이다. 관절 표면의 서로 닿는 부분에 있는 것이 연골이며 연골은 쿠션 역할을 하여 뼈와 뼈를 부딪치지 않게 만든다. 연골은 거칠거칠한 뼈 표면과 달리 말랑말랑한 고무지우개처럼 유연성과 탄력성이 있으며 표면은 매끈매끈하다. 이 연골 덕분에 달리거나 뛰어오르는 등의 어떤 움직임에도 어긋나지 않고 유연하게 대응할 수 있으며, 관절에 충격이 가해져도 뼈가 상하거나 닳을 염려가 없는 것이다. 건강한 사람이라면 관절 연골을 몇 년 써도 닳아 부러지는 일이 없다. 그러나 인간은 동물 중 유일하게 두발로 걷게 되면서부터 숙명적으로 무릎에 가해지는 과중한 부담과 무릎 구조의 불안정성 때문에 무릎 통증을 갖게 되었다. 이러한 무릎 통증의 원인 중에는 구조적인 문제 이외에도 노화와 비만, 과도한 운동이나 동작으로 인한 자극, 나쁜 자세 등이 있다. 이러한 무릎 통증(퇴행성 슬관절염)과 관련하여 도움을 주는 물질이 글루코사민이다. 글루코사민은 육아민당으로 관절연골의 중요한 구성성분인 글루코스 아미노글리칸과 프로테오글리칸 생합성의 기초 물질로, 동물 생체 자체에서 유래하며 경구 투여시 위장관에서 흡수 되어 관절 연골에 특이적으로 작용한다고 알려져 있는 물질로 사람은 물론 동물의 연골 조직에서 발견되는 물질이다. 즉, 외부로부터의 생소한 것이 아닌 우리 뼈에 이미 존재하는 물질이다. 글루코사민은 직접적인 진통, 소염 효과를 가지고 있지는 않지만, 지속적인 섭취로 연골의 재생을 도와 그다지 길지 않은 시간에 진통, 소염 효과를 나타낸다.

변행성 관절증에 대한 글루코사민의 치료 효과는 80년대 초 이탈리아를 중심으로 유럽에서 보고되기 시작했다. 한 예로 80년에 드로반티등이 이탈리아 밀라노에서 실시한 무릎통증에 대한 글루코사민의 임상실험결과를 발표한 것이다. 1997년 1월 전 미국에서 화제를 뿌린 베스트 셀러가 나왔는데 그것은 바로 출판되자마자 50만 부를 넘어선 의학박사 제이슨 데오도사키의 "관절염을 고친다"였다. 이 책은 변형성 관절염으로 고생한 본인과 그의 조모, 어머니를 포함한 600명을 글루코사민과 콘드로이친으로 치료한 결과를 저술한 것이었다. 특별한 해결책이 없었던 변형성 관절염에 연골의 쇠약을 지연시켜, 변형되어 상처 난 연골을 재생하는 획기적인 영양보조식품이 소개되었기에 전 미국에서 화제가 되었으며, 뉴욕 타임즈 등 미 주류 언론의 커다란 관심을 끈 것은 당연한 결과였다.

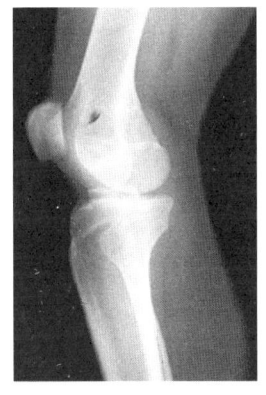

이러한 글루코사민의 연골재생 가능성은 일본의 경우 1993년 후생성 조사에 의하면 일본 내 관절염 환자가 50만 명에 육박하는 것으로 집계되었고, 따라서 일본 내에서 가장 잘 팔리는 제품 중 하나가 되었다. 이러한 뼈에 관계된 여러 가지 문제들을 극복하기 위해 우리 몸에서 필요로 하는 칼슘과 글루코사민, 콘드로이친과 콜라겐 그리고 그 외에 필요한 미량영양소들을 공급함으로써 관절연골의 재생가능성 뿐만 아니라 건강하고 튼튼한 뼈를 지키기 위한 보조식품으로 도움을 줄 것이다.

장청소

　우리의 신체는 매일, 매분마다 체내 정화 작용을 하고 있다. 하지만 우리가 살고 있는 오염된 환경, 특히 광물이 부족한 토양에서 재배되어 영양분은 부족하고 대신 살충제와 방부제만 가득한 음식 및 스트레스와 약물에 의해 발생하여 체내에 쌓이는 독소 등에 의해 정상적인 해독 과정이 제대로 진행되지 못하는 경우도 있다. 자연 정화 작용이 제대로 진행되지 못하는 경우도 있다. 자연정화 작용이 제대로 진행되기 위해서는 우리의 노력이 필요한 것이다.

　산업사회의 시민들은 매년 6.4kg의 식품첨가물을 가공식품을 통해서 무의식중에 섭취하고 있으며, 약 60,000개에 이르는 합성물질이 공기, 음식, 그리고 물속에 녹아 있다고 한다. 우리 인간은 먹이 사슬의 마지막 단계로써 식물이나 육류 혹은 생선을 통해 섭취한 그 합성 물질을 소화시키고자 한다. 그러나 합성 물질은 우리 몸에 순응하지 않음으로써 만성 건강문제, 피곤함, 심지어 우울증까지 일으키고 있다. 이러한 산업사회와 오염은 우리들에게 우리 몸을 청소해야만 하는 당위성을 더해 준다.

　장 활동이 활발하지 못한 사람들은 질병에 걸리거나 사망에 이를 소지가 다분하다. 장의 독혈증이 인체에 질병을 일으키는 가장 주된 요인 중 하나이다. 섬유질은 건강한 장운동에 필수적인 요소이다. 또한 섬유질은 많은 퇴행성 질병 예방의 중요한 역할을 하는데, 특히 심장 질환, 당뇨병, 장과 호르몬 관련 암을 예방한다. 통계자료에 따르면, 가공 식품과 정제 식품의 소비가 늘어나면서 섬유질의 섭취가 크게 줄었다고 한다. 정제 쌀과 밀가루 음식보다 신선한 과일과 야채, 현미를 식단에 포함시킴으로써 건강과 안녕을 위해 충분한 섬유질을 섭취할 수 있도록 해야 한다. 최적의 건강을 유지하기 위해 필요한 일일 섬유질 권장량은 30~60그램이다. 정백가공식품을 먹고 있는 현대인들로서는 식이섬유 섭취량이 적은 것 역시 체내 정화가 절박한 이유 중의 하나다.

정화라는 방법은 수천 년 동안 이어 내려온 것으로 전 세계 수백만 사람들의 삶의 중심 역할을 해오고 있다. 그리스인, 로마인, 한국인, 일본인, 터키인, 핀란드인 그리고 러시아인들은 모두 일정한 형태에 사우나 욕실을 갖추고 있는데, 이것은 의료 목적뿐만 아니라 사회생활에도 중요한 몫을 차지하고 있다. 이러한 목욕에는 신체로부터 저장된 독소를 제거하는 수단으로 땀을 흘리거나 피부를 문지르는 과정이 포함되어 있다.

현대인이 불건강하게 된 최대의 이유가 영양을 너무 많이 섭취하고 있기 때문이다. 과식은 심장병이나 암을 증가시키는 원임임에 틀림없다.

입으로부터 들어오는 음식물이 항상 과잉상태가 되면 이것들을 처리하여 영양을 얻고 노폐물과 같은 찌꺼기는 몸 밖으로 내보내야 하기 때문에 간장이나 신장의 기능이 쉴 새 없이 가동되어야 하므로 드디어는 기능저하를 초래하여 결국은 독소를 충분히 배설시키지 못하게 된다. 그래서 이따금 속을 비워 몸 안의 독소나 노폐물을 대청소하는 것은 최고의 건강유지법이 될 수도 있다. 과식하지 말라는 것은 간장이나 신장에 그러한 여력을 남기기 때문에 좋은 것이 아닌가 싶다.

산업사회가 된 이후로 많은 이들이 건강하지 않은 이유가 무엇인가? 우리는 산업사회가 되기 이전에 우리 조상들이 먹었던 거친 음식을 먹어야 한다. 우리들은 편안과 사치를 통하여 신체를 서서히 자살시켜가고 있는 것인지도 모른다. 또한 스스로 밭을 갈 시간이 없으며 오히려 남들이 대신해 주고 있다. 우리들의 토양은 대단히 황폐해 있으며 거기에서 수확되는 작물들은 농약을 너무 많이 뿌려대어 우리들의 면역기관을 약화시키고 있다.

그래서 우리들의 인체는 알레르기, 건초열, 관절염, 심장병, 칸디다증, 에이즈, 암 등등의 여러 질병에 노출되어 있다. 오늘날 우리들이 처해있는 자리를 곰곰이 생각해 본다면 실로 놀랍지 않을 수 없다. 인류는 자신의 전 재능으로 너무 발전시켜서 스스로 자살을 꾀하고 있는 것이다. 우리는 일찍이 없던 질병들로 너무나 많은 고통을 당하고 있다.

이러한 모든 문제의 보다 더 근본적인 발단은 장에서부터 출발하고 있다. 우리들의 창자가 설탕제품, 햄버거, 감자튀김, 정백가공식품으로 만든 음식들로 꽉 차진다면 어떻게 그것들을 배설시켜낼 것인가? 산업사회 이후 이제 비만은 우리들 주변의 문제가 되었다. 인체가 동화시킬 수 있는 양보다 많이 먹기 때문에 비만으로부터의 문제가 증가되고만 있는 것이다. 장에 누적되어 있는 노폐물들을 씻어 내야하는데, 그렇게 해야 음식에 들어 있는 좋은 영양분을 동화시킬 수가 있기 때문이다.

인간은 이 세상의 분신들이기 때문에 세상을 떠나서 살 수가 없다. 그러면 이러한 오염된 환경 속에서도 건강하게 살려면 어떻게 해야 할 것인가?
무엇보다도 우리들의 체내로 들어가는 모든 것에 대하여 알아야 한다. 우리는 자연의, 전체적인, 살아있는 음식을 먹어야 하며 변형시킨(가공된) 것은 먹지 말아야 한다. 신선한 과일과 야채나 적당히 요리한 식품이 진정한 치료제이다. 가금류, 생선, 콩류 전체의 곡류와 견과류가 전체식이다. 전체식을 많이 할수록 건강에 좋은데, 요리를 하면 음식에 들어있는 살아있는 효소를 죽이기 때문이다. 그리고, 오랫동안 좋지 않은 음식을 먹는 습관에서 쌓여진 것을 체내에서 씻어내기 위해서 우리 몸을 청소하는 제품을 사용할 필요가 있다. 봄과 가을에 온 집안을 대청소 한다. 그러한 청소를 우리들의 인체에 해야 한다. 우리들은 언제나 먹어야 할 것만을 먹지 않기 때문에 인체의 청소를 위하여 무엇을 해야 하는지를 알아야 한다. 우리들이 먹은 "잘못된 음식"이 장의 벽과 기관에 쌓여 있다. 인체에 있는 이러한 물질들을 청소하기 위하여 강렬한 방법을 동원해야 하는데 철저한 장청소가 필요한 것이다.

배설은 아주 중요한 과정이나 우리들은 별로 알지 못하고 있는 듯하다. 대부분의 사람들이 이 과정에 대하여 거의 모르고 있다. 장의 배출은 매 끼니를 먹은 후마다 이루어져야 한다는 것을 알아야 한다.(각 식사에 따른 배출은 16~24시간 후에 이루어지게 되어 있다.) 인체가 배출을 시켜야하는 세 가지의 이유가 있다. 첫째는 음식을 먹고, 그 음식에서 인체가 원기를 얻게 되면 부산물이 남게 된다. 그것이 노폐물이며 찌꺼기 인데 반드시 체외로 배설되어야 한다. 둘째는 노폐물이 24시간 내에 배출되지 않으면 노폐물이 독을 쌓게 된다. 셋째는 독이 쌓이게 되면 기생충을 불러들이게 된다. 모든 자연식이나 물에는 기생충이 들어있다. 기생충의 부화는 36시간 내에 이루어진다. 배출이 잘 이루어지지 않으면 기생충이 침입할 수가 있다고 보아야 한다. 인체가 노폐물을 24시간 이내에 배설시켜야 하나 오늘날 정백가공식품을 먹고 있는 사람들은 평균 노폐물을 배설시키는데 96시간이나 걸린다고 하니 매우 놀랄 일이다.

대장은 인체의 다른 여러 부위에 대하여 특히 모든 세포에 영향을 준다. 숨결이 더러운 것이나 몸에서 냄새가 나는 것도 대장과 관계가 있다.

옛날의 사냥꾼들은 사냥을 가기 전에 장 관리를 잘했다는 이야기가 있다. 그렇게 하여야 동물들이 사냥꾼의 냄새를 맡기가 어렵다는 것을 알고 있었던 것이다.

장의 벽에 오랫동안 노폐물이 쌓이게 되면 아무리 좋은 영양이라고 하더라도 신체가 흡수를 할 수 없게 된다. 거기에서는 독이 배출될 뿐이며 대장의 벽에는 노폐물이 들러붙게 된다. 사람들은 매일 변을 보지만 대장의 조그마한 구멍을 통하여 배설시키기 때문에 대장의 벽에는 노폐물이 쌓이게 된다. 그렇게 쌓인 노폐물이 딱딱해져 고무타이어처럼 되어 간다. 이러한 것이 오랫동안 쌓이는 것이 온갖 만성질병의 원인이 되는 것이다.

장의 독혈증은 배설작용이 여러 가지 원인으로 원활하지 않기 때문에 정체된 배설물 가운데서 장벽에 점착된 단백질을 부패균들이 분해하여 발생한 암모니아, 메놀, 인돌 등의 독성물질에 의해서 우리의 신체가 중독되어 가는 현상을 말하는 것이다. 우리의 인체는 이러한 외부로부터 섭취한 독소에 의해서 중독되는 것이 아니라, 우리의 몸속에서 스스로 발생시킨 독소에 의해서 중독이 되기 때문에 이를 자기 독화 과장이라고 부른다. 쉽게 말해서 산업사회 현대인들의 만성질환의 뿌리는 우리의 식생활 패턴의 문제에서 기인한다는 것이며, 이러한 과정에서 제일 먼저 손상되어 기능을 상실하는 부분이 소장과 대장이며, 여기서 비롯된 독소들의 축적이 현대인의 사망원인 수위를 기록하고 있는 많은 질병들의 원인이 된다는 것이다. 결국 우리 인체를 서서히 죽음으로 몰아가고 있는 질병들은 장에서부터 시작된다고 말할 수 있는 것이다.

장의 독혈증은 장이 인체의 다른 기관들과 유기적인 관계를 맺고 있다는데서 그 심각성을 고려해 봐야 하며, 특히 장의 청결상태는 곧 깨끗한 피를 유지하는데 필수적이므로 장의 상태를 청결하게 유지하는 것이 중요하다. 장의 게실은 대장벽이 허약하여 생긴 주머니와 같은 맥락으로 부패 물질들을 담고 있어, 부패 과정에서 생긴 독소가 혈액으로 유입되어 자가독화과정을 진행시키게 된다. 경우에 따라서는 장게실 속의 배설되어야할 음식의 찌꺼기들이 수개월 혹은 수년간 보관되면서 각종 독소를 내며 장에 가스가 차도록 한다.

다이어트

지방이 줄어들게 되면, 수년 동안 몸속에 쌓여 있던 독성 물질이 상당히 줄어들게 된다. 왜냐하면 대부분의 독소들은 체내 지방 조직 안에 저장되기 때문이다. 따라서 다이어트는 자칫 과체중이 될 가능성이 많은 현대인들에게 건강관리를 위해 중요한 문제이다.

지방의 지나친 섭취는 동물성이건 식물성이건 간에 암을 유발할 가능성이 커진다.

지방을 섭취하면 신체는 이를 소화되기 쉽게 유화하기 위해서 담즙을 분지한다. 그런데 담즙 속에는 데옥시콜산이라는 담즙산이 들어 있다. 이것이 장내세균에 의해 분해되어 메틸콜란트렌이라는 발암물질을 생성하기 때문이다. 즉 지방의 섭취량이 많을수록 담즙의 분비량도 많아지고, 따라서 담즙산의 양도 늘어나 결국은 발암물질의 생성량도 커진다는 논리가 성립된다. 이것은 지방의 동물성, 식물성과는 관계가 없다.

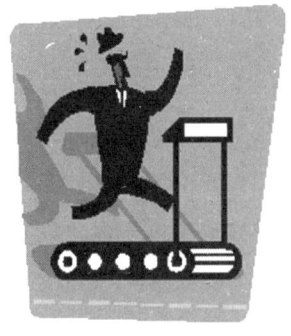

지방의 과다섭취는 뇌하수체에서 프로락틴이라고 하는 황체자극호르몬을 분비하도록 만드는데, 이것은 황체호르몬 뿐만 아니라 유즙 분비도 촉진시키는 작용을 하며 이렇게 되면 유방암을 일으키기 쉽다. 결국 지방의 과다섭취는 결장암과 유방암을 일으키는 원인이 되는 것이다.

비만은 건강의 적이며 장수의 적이기도 하다. 비만의 정도에 따라 그만큼 건강수준은 저하된다. 살이 찐다는 것은 사람에게 아무런 좋은 점이 없으며 비만의 정도가 높아질수록 그에 따라 생명의 위험도도 역시 높아진다. 비만도의 상승과 담석률의 상승은 완전히 일치한다. 그래서 옛날부터 담석증은 부자병이라고 했으며 생활이 가난해져 소박한 식사로 돌아가면 완전히 낫는 수가 있다. 비만은 당뇨병의 최대의 원인이 되고 있다 그리고 비만도가 높을수록 당뇨병에 걸리는 확률도 높아진다. 비만은 또한 심장병의 위험도를 높여주기도 한다.

어른들의 심장병의 원인은 대부분 동맥경화로 인한 것인데, 동맥경화를 촉진시키는 위험인자에는 혈중 콜레스테롤 외에도 고혈압이 있다. 그런데 비만은 콜레스테롤 수치를 높여줄 뿐만 아니라 고혈압과도 직결되어 있다. 또한 비만자들에게는 담석증이 많은데 구미 제국의 담석증은 콜레스테롤이 엉켜서 생기는 유형의 담석이 원인이다. 따라서 비만자는 혈중 콜레스테롤 수치가 높으므로 담석증에도 걸리기 쉽다. 그러므로 비만은 높은 콜레스테롤, 높은 혈압 그리고 심장병이나 담석증 등에 똘똘 뭉쳐서 하나의 사슬을 이루고 있는 상태이다. 이로써 비만-고콜레스테롤 및 고혈압-심장병의 증가라고 하는 도식이 성립하는 것을 알 수 있다. 즉 체중의 증가는 혈중 콜레스테롤이나 중성지방을 증가시키고 동시에 혈압도 올린다.

비만의 원인은 여러 가지가 있어서 한마디로 말하기는 어렵다. 보통은 과식하기 때문이라고 생각하지만, 내분비이상, 스트레스, 운동부족, 대사장애 등도 비만의 중요한 원인이 될 수 있으니 말이다. 그러니 여기서는 먹는 것에 대해서만 생각해 보기로 하였다. 우선 먹는 음식물에는 "타는 영양소"와 "태우는 영양소"가 있다는 사실에서부터 출발하기로 하자.

"타는 영양소" 즉 체내에서 연소되어 칼로리를 발생시키는 영양소는 지나치게 섭취되는 반면에, "태우는 영양소" 즉 연소 작용을 돕는 영양소가 부족하기 때문이라고 한다.

다시 말하자면 영양대사에 필요한 비타민 미네랄 등 미량영양소가 부족한 영양 결핍의 식사에 문제가 있다는 것이다. 즉, 많이 먹는다기 보다는 잘 태워버리지 못하는데 문제가 있다는 것이다. 우리들이 먹은 음식물이 완전연소가 된다면 남는 칼로리가 지방으로 변화되어 살이 찌는 일은 없을 것이다.

만약 당신이 비만에 대해 신경이 쓰인다면 다음과 같은 방법대로 그 수치가 얼마인지 계산해 볼 필요가 있다. BMI식(국제적 비만 평가법) 계산법은 최근 자주 이용 되는 기준이다.

국제 비만 평가표 (BMI식)

비만측정치 : 체중(kg) / 신장(m) / 신장(m)

예를 들어 체중이 64.5kg, 신장이 171cm 인 사람을 계산해보면 64.5 / 1.71 / 1.71=22.1이 된다.

이 기준에 따르면 성인 남성의 경우 정상치가 21~23, 여성은 20~22로 되어 있다. 그리고 성인병의 요주의 상태인 "비만"의 기준은 남성이 27이상 여성은 26이상으로 보고 있다.

비만을 한마디로 말한다면 "몸의 에너지 교체가 잘 이루어지지 않아 지방이 쌓이기 쉽고 체내의 지방양이 표준보다 많은 상태"라고 할 수 있다. 비만의 원인에는 다음과 같은 것이 있다.

1 고칼로리 고지방의 편중된 식생활

입맛을 당기는 가공식품, 달콤한 음식, 스낵과자, 패스트푸드 등의 식품은 고지방 고칼로리에다 비타민과 미네랄이 부족하다는 문제를 안고 있다. 따라서 칼로리의 과다섭취나 비타민, 미네랄의 부족을 불러일으키고 그것이 비만을 가져온다.

2 폭음과 폭식

과식을 하면 혈액중의 포도당이나 인슐린이 증가하여 포도당이 지방으로서 지방세포에 축적되기 쉬워진다. 또한 캔 음료를 벌컥벌컥 마시는 것도 많은 설탕이 지방으로 축적되기 쉬워 비만의 원인이 된다.

3 불규칙한 생활

밤에 자기 전에 고칼로리의 음식을 먹거나 아침밥을 거르는 것도 비만의 원인이 된다.

4 지속적으로 술을 마시는 것

술을 계속 마시면 내장에 지방이 쌓이는 이른바 "맥주배"가 되기 쉽다. 그리고 알콜에는 체내에서 지방이 생기는 것을 촉진하는 작용이 있다.

5 운동부족

몸을 자주 움직이지 않는 사람은 간장이나 지방 세포에서의 포도당을 분해하는 작용이 약해져있다. 따라서 몸에 지방이 쉽게 쌓인다.

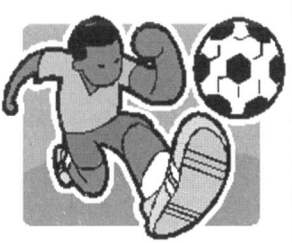

비만은 건강의 적이자 장수의 적이다. 비만의 정도에 따라 그만큼 건강 수준은 저하되는 것이다. 비만한 사람은 고혈압이나 당뇨병, 고지혈증, 통풍등 기타 여러 가지 질병에 걸리기 쉬우며 비록 뚜렷한 병에 걸리지 않는다 할지라도 좋을 것이 하나도 없다. 하지만 산업사회 이후 어린이로부터 어른에 이르기까지 어느 세대를 막론하고 비만증이 만연하고 있다. 영국에서는 인공영양아가 비만아의 원인이며 이런 어린이는 성인이 된 후에도 비만으로 연결된다고 하여 모유를 적극적으로 권장하고 있다. 어른들과 달리 어린이의 비만은 지방세포의 수 자체가 무수히 늘어나는 특징을 보인다. 반면 어른의 비만은 지방세포의 수가 늘어나는 것이 아니라 크기가 커지는 것이다. 그리고 지방세포는 일반 세포와 달리 몇 배의 크기로 불어나면서 그 속에 지방들을 축적한다.

그러므로 얼마든지 커질 수 있는 지방세포의 수를 어려서부터 증가시켜 놓으면 성장해서도 문제가 되는 것이다. 따라서 비만아의 문제는 상당히 심각한 것이라 할 수 있다. 스웨덴에서는 전국에 시범지역을 지정하여 중앙정부, 자치단체, 기업체, 가정이 모두 하나가 되어 비만 퇴치작전을 벌이고 있을 정도다. 어쨌든 살이 찐다는 것은 사람에게 있어 아무런 좋은 점이 없으며 비만의 정도가 높을수록 그에 따라 생명의 위험도 역시 높아지게 되며 비만자는 심장발작으로 사망할 확률도 높다. 비만은 당뇨병의 최대 원인이라고 한다. 즉, 비만도가 높을수록 당뇨병에 걸리는 비율이 높아지는 것이다. 실제로 밀워키의 체중감량클럽 회원 7만 3천명을 대상으로 조사한 통계치를 보면, 비만도가 가장 낮은 그룹은 50~59세일지라도 100명 중 당뇨병 환자가 2명 미만으로 나타났다. 반면 비만도가 50% 넘었을 경우에는 그 4배가 되는 8명 이상이나 되었다. 결국 어느 연령층에 해당될지라도 비만도의 상승은 당뇨병의 상승과 정비례한다는 것을 알 수 있다.

그밖에도 비만자는 심장, 폐의 효율성도 매우 나쁜 것으로 나타나고 있다. 예를 들어 살이 찐 사람은 같은 양의 혈액이나 산소일지라도 자신의 심장이나 폐를 움직이는데 많이 소비하게 된다. 즉, 100의 산소를 호흡으로 얻었다면 마른사람은 그 중의 95를 몸에 다른 부분에 돌릴 수 있지만, 살이 찐 사람은 그렇게 돌릴 수 있는 여유가 90정도 밖에 안 되고 나머지는 폐 자체를 움직이는데 써야만 하므로 심장이나 폐의 효율성이 떨어지는 것이다. 어쨌든 비만자는 여러 가지 쓸데없는 부담을 지고 있는 것이 사실이며, 그렇기 때문에 뚜렷한 병에 걸리지 않더라도 수명이 짧은 것이다. 그 좋은 예로서 일본의 스모선수 평균 수명이 50대 중반이라는 사실을 보면 잘 알 수 있다.

그럼 이렇게 인간에게 해로운 비만으로부터 탈출을 하기 위해 효과적으로 살을 빼는 방법은 없을까? 우선 현재보다 더 살이 찌지 않도록 주의하면서 서서히 감량을 실행해 나가는 것이 좋다. 오래 씹고 약간 모자란 듯 하게 먹는다. 다이어트의 비결은 천천히 30번 정도 씹어서 먹는 데에 있다. 시간을 두고 오랫동안 씹으면 과식도 방지할 수 있으며 포만감도 얻을 수 있다. 하루에 세 번 규칙적으로 먹고 야식은 삼간다. 밤이 되면 사람은 부교감 신경의 활동이 활발해지며 인슐린이 증가한다. 따라서 지방을 세포에 저장하는 작용이 강해진다. 또한 잠을 자고 있을 때에는 에너지를 별로 사용하지 않기 때문에 이미 섭취한 음식물이 몸에 쉽게 쌓인다. 그 때문에 잠자기 두 시간 전에는 먹지 않는 습관을 갖는 것이 좋다. 또한 아침 식사를 거르는 습관도 과식의 원인이 되므로 바람직하지 못하다. 저당질, 저지방, 고단백 식품을 섭취한다. 최근의 연구 결과, 여분의 당질은 체내에서 지방으로 변화되기 쉽다는 것이 밝혀졌다. 특히 흡수율이 높은 달콤한 과일, 캔 음료, 케이크, 스낵과자를 많이 먹거나 과음하는 것은 주의해야 한다. 또한 음식의 맛은 싱겁게 하고 설탕의 사용량은 줄여야한다. 야채를 통해 비타민, 미네랄, 식이섬유를 섭취한다. 감량을 목적으로 식사량 전체를 줄이면 몸에 필요한 비타민, 미네랄 양까지 줄어든다. 그러면 기력이 없어지고 질병에 걸리기 쉽기 때문에 다른 활동에 좋지 않은 영향을 미치게 된다. 그러므로 야채, 해조류, 버섯류 등 칼로리가 낮고 비타민 미네랄, 식이 섬유를 많이 함유한 음식물을 적극적으로 섭취하는 것이 좋다.

야채나 해초 등에 함유된 식이 섬유는 다이어트에 있어서 다음과 같은 효과를 발휘 한다.

> **1** 식이섬유가 많이 함유된 식품을 먹으면 씹는 횟수가 늘어나기 때문에 과식을 방지한다.
> **2** 식이섬유는 위속에 수분을 흡수하여 약 10배로 불어나기 때문에 포만감을 얻을 수 있다.
> **3** 식이섬유는 소장 벽에 엉겨 붙어 당이나 전분의 흡수를 늦추기 때문에 지방이 지방세포에 둘러 싸여지는 것을 방지할 수 있다.

적당한 운동을 한다. 적당히 운동을 하는 목적은 너무 많이 섭취한 칼로리를 운동에 의해 연소시키는 것뿐만 아니라, 운동에 의해 체내의 당이나 지방을 연소하기 쉽도록 만들기 위해서이다. 특히 적당한 운동은 전신을 이용하여 마음 편안하게 장시간 계속할 수 있는 "유산소 운동"이 효과적이다. 그러면 간장이나 지방세포당의 분해가 활발하게 일어나 체내 지방이 연소되기 시작한다. 이러한 운동에는 20~30분씩 걷거나 체조, 수중 워킹 등이 있다. 다이어트에 있어서 중요한 것은 음식을 굶는 것보다는 운동하는 생활습관을 키우는 것이다.

호르몬

　호르몬이란 그리스어로 "자극한다, 일깨우다." 라는 의미를 가진 말이다. 그 이름 그대로 마음과 신체의 균형을 유지하기 위해 신체의 여기저기에 정보를 전달하고 자극하는 내분비물질이다. 즉, 신체의 건전한 항상성을 유지하기 위해 활동하는 물질이다.

　체내에는 약 80종이나 되는 호르몬이 있다고 알려져 있다. 주로 뇌를 비롯하여 부신, 소화관, 성기 등 내분비기관이라고 불리는 7개의 장기에서 호르몬은 분비된다.

　그 외에 혈관이나 세포로부터 많이 분비되고 있지만, 모든 호르몬은 "생체의 항상성을 유지하여 심신의 베스트 컨디션을 지킨다." 라는 "호르몬의 법칙"에 따라 활동한다. 즉 이 법칙을 지키는 것이 우리들의 건강과 직결되는 것이다. 예를들어 여름의 더운 날에 체온이 올라가면 땀구멍이 열러 땀을 냄으로써 체온을 내리고 그 결과 인간의 체온은 일정하게 유지된다. 혹은 독감에 걸렸다고 해보자. 그러면 열이 나거나 두통이 생기는 증상을 보이면서 그것을 해소하여 원래의 몸으로 돌아가려고 한다. 이 마법과도 같은 방위상의 전술은 모두 "호르몬의 법칙"을 바탕으로 해서 이루어지는 것이다.

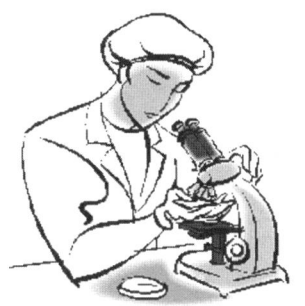

　1992년의 일이다. 덴마크의 어느 연구가가 이런 쇼킹한 보고를 했다. "1938년에서 1990년 사이에 전 세계 남성의 정자수가 절반으로 줄어버렸다." 이유는 환경오염으로부터 찾을 수 있다. 예컨대 한 해 동안에 생산되는 화합물은 약 1억 톤이나 된다. 지금까지 대기 중에 방출된 화학물질이 무려 60,000종류 이상이나 되고, 그 대부분이 호르몬에게는 아주 나쁜 것들이다. 그 중에서도 쓰레기 소각장에서 대량 발생하는 악명 높은 다이옥신은 생식 호르몬에게 치명적인 타격을 준다. 여성의 경우 난소 호르몬에 커다란 이상을 초래하고 남성에게는 정자의 수를 격감시켜 버린다고 알려져 있다.

산업사회는 한마디로 호르몬의 이상이 만연한 사회라고 할 수 있다. 태아가 산모의 태중에 있을 때 산모가 받게 되는 스트레스로부터 세상에 태어나기도 전에 인간의 호르몬 이상은 시작되어 산업사회가 만들어내는 각종 화합물과 그 화합물을 소각하기 위해서 뿜어내는 다이옥신에 이르기까지 온통 우리 몸의 건강한 호르몬의 분비를 방해하는 것들로 가득 차 있다. 이러한 호르몬의 불균형과 이상은 호르몬이 인간의 건강과 생명을 컨트롤 하는 내분비물질이라는 점을 놓고 생각해 볼 때 심각한 문제이다.

이러한 호르몬의 큰형님 격에 해당하는 성장호르몬은 체내의 뇌하수체에서 분비된다. 여타 호르몬과는 달리 성장호르몬은 인체의 모든 조직에 영향을 미친다. 또 이 성장 호르몬은 인간의 모든 장기와 체내의 모든 기능을 컨트롤하는 마스터 호르몬으로서 세포 조직 재생, 상처의 치유, 두뇌의 작용, 효소 작용 등 모든 인체의 기능에 직접적으로 영향을 미친다. 그러므로 성장 호르몬의 회춘효과는 반드시 육체에만 국한되는 것이 아니라, 정신에도 작용한다. 즉 정신적으로도 젊게 만드는 것이다.

최근의 의학 기술의 발달로 노화는 피할 수 없는 자연 현상이 아니라 인간이 노력하기에 따라 늦추거나 피할 수 있는 선택이 되었다. 지난 과거 60여 년 동안 무려 15,000번 이상이 넘는 연구 결과에 의하면 인체 내에서 자생적으로 발생하는 성장호르몬이 인체 내에서 지방의 축적을 줄이고, 근육을 증가시키며, 숙면을 취하게 하고 성적 기능을 향상시키며 활력과 삶의 의욕을 불어 넣어 주고, 피부를 부드럽게 해주며, 주름살을 제거해 주는 등 여러 가지 긍정적인 작용을 하는 것이 밝혀졌다. 성장 호르몬은 우리가 젊었을 때에는 체내에서 그 분비가 활발하다가 우리가 점차 나이를 먹어감에 따라 그 분비가 줄어들게 된다. 물론 성장호르몬의 체내에서의 역할에 대한 지식은 의학계에서 새로운 발견은 아니었지만 이 성장호르몬을 인위적으로 보충시킨다는 아이디어, 또 인위적으로 성장호르몬을 합성한다는 생각은 최근의 일이다. 왜냐하면 성장호르몬은 과거에는 사체나 동물에서 축출하였기 때문에 물량의 공급에 한계가 있어서 아주 특수한 병원이나 의사들에 의해서 특권층의 사람들에게 한하여 과거 30여 년간 그 시술이 한정되어 왔다.

당연히 그 시술에 수반되는 비용이 엄청나기 때문에 앞서 언급했듯이 특수한 의료계통에 종사하는 사람들이나 아주 부유한 사람들만이 성장호르몬 요법의 혜택을 누릴 수 있었다. 또 다른 하나의 문제는 191가지 아미노산으로 구성된 성장호르몬의 분자 구조가 상당히 크기 때문에 단지 주사만을 통해서만 혈중에 들어갈 수 있고 그래야만 효과를 볼 수가 있었다는 점이다. 그런데 최근 유전 공학의 발달로 성장호르몬을 주사 방식이 아니고도 혈관에 들어갈 수 있게 만들 수 있게 되었다.

미국 노화방지 협회 회장인 로날드 크라츠 박사는 그의 저서 "인간 성장호르몬과 함께 젊게 사는 법"에서 성장호르몬의 노화 방지 효과에 대한 연구의 선구자인 루드먼 박사의 연구에서 성장호르몬을 투여 받은 실험 대상자들이 6개월 동안 별 다른 운동이 없이도 평균적으로 14.4%의 체내 지방이 줄어들고 8.8%의 근육증가가 이루어졌다고 인용하고 있다. 이 발견은 매우 중요한 사실인 것이 우리가 나이가 듦에 따라 우리 신체는 점차적으로 근육을 상실해가면서 체내 지방이 증가하기 때문이다. 그렇기 때문에 우리는 나이가 들수록 젊었을 때의 탄력과 탄탄한 육체를 잃어버리게 되는 것이다. 성장호르몬의 사용자 중 상당수가 체형이 젊었을 때 형태로 되돌아오고 또 얼굴도 젊어 보이게 된다는 사실을 발견하게 되었다. 또 다른 연구 결과는 성장호르몬을 적절한 식이요법과 곁들였을 때부터 25%의 체내 지방의 감소를 이루면서도 본래 보유하고 있던 근육은 전혀 잃지 않고 본래대로 있게 하는 것을 발견했다. 예를 들면 스웨덴의 살글 민스카 병원에서 성장호르몬을 투여 받은 남자들이 불과 6개월 만에 복부 부분의 지방이 20%정도 줄어드는 것이 목격되었다.

성장호르몬이 체내에서 부족하게 되면(즉 우리가 나이가 듦에 따라) 불규칙적인 수면 형태를 보이게 되어 우울증이나 급격한 감정의 변화 또는 면역 체계의 감소를 가져옴이 연구 결과 나타나게 되었다. 그런데 성장호르몬을 복용하면서 많은 사람들이 잠도 잘 들고 또 깊이들뿐 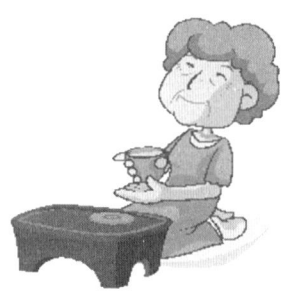 만 아니라 깨어 충분히 휴식하였다고 느끼고 기분이 상쾌해 짐을 목격하였다. 이것은 성장호르몬의 재생효과 때문인데 특히 숙면 기간 동안 신체는 재생의 시간을 갖고 몸을 정비하기 때문이다.

인간은 나이가 들어감에 따라 남자나 여자나 모두 성적 욕구가 감퇴되어 남자의 경우 80세에 이르게 되면 약 75% 사람들이 성적 불구가 된다.

성장호르몬 사용에 대한 한 임상 실험 결과는 75%의 실험 대상자들이 성적 능력(발기)의 향상을 가져 왔고 62%는 전보다 긴 시간동안 발기를 유지 할 수 있었다. 그러므로 성장호르몬은 요사이 유행하는 비아그라보다 효과가 더 좋았다. 더 중요한 것은 비아그라처럼 부작용 때문에 걱정할 필요가 없다는 것이다. 또 여성에게 있어서도 성기능의 뚜렷한 증진이 목격되었다. 성장호르몬 사용 여성들이 보다 높은 성적 흥분, 보다 많은 질액의 분비로 삽입 시 고통이 없고 여러번의 절정을 경험함이 목격되었다. 결국 성장호르몬이 혈액 순환을 증진시키는 세포 재생효과 때문인 것이다. 남성들은 대체로 보다 잦은 발기가 목격되고 여자들에게는 나이가 듦에 따라 질속의 건조함이 없어지고 풍부한 질 액의 분비를 목격하게 되었다.

성장호르몬은 남자나 여자 모두에게 자연산 화장품의 역할을 한다. 성장호르몬 사용자들은 그들의 세포가 부드러워지고 팽팽해지고 주름살이 펴지며 보다 젊어 보이게 된다. 결국 피부의 노화라는 것은 우리의 피부 세포가 수분을 잃어가는 과정인데 성장호르몬의 세포 재생작용과 세포에 수분을 재공급 해주는 효과가 이 피부의 노화과정을 역행시키는 효과를 나타나게 해준다.

성장호르몬 사용자들은 행복감, 젊었을 때의 활력감, 기분 좋음, 만성피로감이 사라짐을 목격되었다고 보고된바 있다. 디트만 박사의 보고서에 의하면 성장 호르몬을 자신의 환자들에게 사용하였던 많은 정신과 의사들이 말하기를 성장호르몬이야말로 그들이 치료행위에 사용했던 약들 중에서 가장 강력한 정신치료약이라고 했다. 비아그라의 경우에서처럼 성장호르몬이 아무런 부작용 없이 가장 많이 쓰이는 항 우울제인 프로젝을 대체할 수 있다고들까지 말하고 있다.

Chapter 06
식생활 개선의 결론

 성경에 나오는 욥의 이야기가 있다. 욥은 원래 사랑스런 부인, 가족과 함께 살던 아주 부유한 사람이었다. 그러다가 어느 날 전염병에 걸리게 되자 이웃과 가족들은 그에게서 등을 돌려 버렸다. 그는 건강을 잃긴 했지만 절망은 하지 않았다. 끝까지 신념을 잃지 않았고 드디어 완전히 회복할 수 있었다.

 우리 모두에게는 먹을 것, 마실 것, 약, 이런 것들을 넘어서는 생명력이 있다. 이 생명력이 우리를 살아남을 수 있게 해주고 또 번성할 수 있는 힘을 주는 것이다. 이것은 어떤 과학적 도구로 측정을 할 수 있는 것도 아니며 또 어떤 사람이 이런 치유의 힘을 가졌는지는 의사들도 알 수 없다. 명백한 사실은 자신이 사랑받고 있다고 느끼는 사람, 그리고 우리의 건강에 관심을 기울이는 사람은 훨씬 더 건강해질 자격이 있다는 사실이다.

병원을 찾는 환자들의 대부분은 확실한 병명을 이미 갖고 있는 사람들을 제외하고는 거의 다 만성피로, 불면, 두통, 요통, 만성 위장장애, 무력감, 답답함 등을 호소한다. 그러나 이들은 여러 병원을 다녀보고 정밀 검사를 해봐도 신통한 진단명이 나오질 않는다. 현재 의학적 검사의 대부분은 무슨 이상이 확실히 생기고나야 수치가 비정상으로 나오고 X-레이 촬영에 잡힌다. 그러면 의사는 비정상으로 나온 것을 환자에게 보여 주고 진단명을 붙여 처방하는 것이다.

우리의 몸은 입으로 먹는 음식이 모이고 쌓여서 이루어진다.

탄고기와 짠 음식을 수십 년 먹어 온 사람의 몸은 그대로 탄고기와 소금과도 같다. 과자와 인스턴트식품을 많이 먹는 사람의 몸도 그것들이 쌓여서 만들어진다. 라면을 매일 먹는 사람의 몸은 라면이고, 햄버거나 콜라를 매일 먹는 사람의 몸은 햄버거와 콜라로 되어 있다. 담배를 많이 피우는 사람의 폐는 담배 찌꺼기로 가득하다. 큰 병원에서도 정확한 진단을 못 내리더라고 불평하는 사람들이여! 우선 당신이 매일 입으로 넣고 있던 것들이 어떤 것들이었는가를 반문해보라!

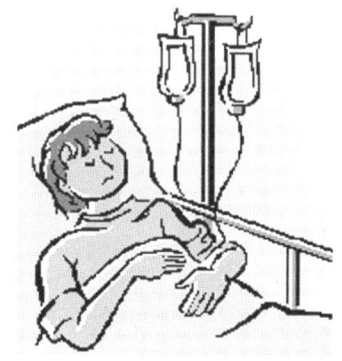

내 몸의 질병에 대한 진단은 사실은 병원의 의사보다는 내가 내리는 것이 옳지 않은가? 의사는 나를 모른다. 내가 평생 동안 무엇을 먹고 어떠한 환경에서 살아왔는지를 말이다. 건강은 한방의 페니실린이나 한 번의 메스로 해결되어 지는 것이 아니다. 오늘 내가 무엇을 먹고 어떻게 생활하였는가로 만들어져 가는 것이다. 모든 건강보조식품은 바쁜 현대인에게 자칫 식탁에서 빠지기 쉬운 영양을 공급하기에 부족함이 없으리라 생각한다. 그러나 그것보다 더 중요한 것은 모든 건강보조식품이 구세주가 아니라는 것이다. 건강보조식품의 섭취보다 더 중요한 것은 "오늘 내가 무엇을 먹고 있는가?"하는 것이며, 그렇기 때문에 우리는 우리들 스스로를 건강 계몽 선생님이라고 얘기할 수 있는 것이다. 산업사회 이후 잘못되어져 가고 있는 식생활로부터의 계몽, 그것이야말로 가장 우선시 되어야 하는 것이 아닌가 생각한다.

Chapter 07
식생활 개선의 필요성

 현대사회를 반쪽 건강사회라고 말하는 이유는 잘못된 식생활로 인한 영양의 불균형으로 말미암아 삼십대가 되면 누구나 할 것 없이 한 두 가지 몸의 이상을 쌓아가고 있기 때문이다. 이러한 반쪽 건강사회로부터의 회복을 위하여 우리는 사람들에게 건강이 무엇으로 만들어지는가에 대한 근본적인 화두를 제안하고 건강의 법칙을 이 일에 참여한 사람들 스스로 발견할 수 있도록 건강의 메시지를 나누어 갖고자 한다.

 건강은 모든 이들이 인생을 살아가는 평생 동안 영원히 꺼지지 않는 중요한 문제 중 하나이다. 건강의 원리와 법칙 그리고 건강을 잃었을 때 어떻게 해야 할 것인가에 대한 구체적이고 체계적인 건강 법칙의 교육과 계몽이 우리 모두가 향후 해야 할 일이라고 생각한다.
 현대인들이 이렇게 반쪽 건강상태에 빠지게 된 가장 직접적이고 구체적인 이유는 바로 산업사회의 결과라고 말할 수 있다. 산업사회는 우리들에게 풍요와 안락한 삶을 제공해 주었지만, 그러한 풍요롭고 안락한 삶을 담보로 우리들의 건강을 송두리째 뒤흔드는 결과가 되고 말았다. 산업사회는 우리들에게 편리함과 안락함을 무기로 우리들의 먹거리를 재배하는 농업에서부터 식품산업의 곳곳에까지 파고들어 급기야 우리들의 식탁을 지배하기에 이른 것이다.

 1975년대 미국 상원 영양문제 위원회 맥거번 위원장은 "약이나 수술로는 좀처럼 고쳐지지 않는 성인병의 증가추세가 이대로 계속된다면 미국 국민은 질병 때문에 경제적인 파산을 면치 못할 것이다."라고 엄중히 경고했다.
 1970년대 당시 미국은 산업사회가 그들에게 풍요와 여유를 갖다 주었으며 모든 것들이 다 원만해 보였지만, 전 세계 의학의 첨단을 달리고 있는 미국에서 산업사회의 꽃이 더해갈수록 해결 기미가 보이지 않는 국민들의 의료비 부담은 가중되어만 갔고 이러한 의료비 부담은 급기야 21세기가 되면 국민들이 의료비 때문에 파산할지도 모른다는 우려를 낳기에 이르렀다.

 이러한 우려의 문제에서 출발한 미국의 상원 영양문제위원회는 1975년에서 1977년까지에 걸쳐 식생활이 건강에 미치는 영향에 대하여 방대한 조사에 착수하였다. 영양문제위원회의 조사에는 여러 분야의 세계적인 권위자가 출석하여 증언하였거나 자료를 제공하였으며, 그 규모는 서방 선진국의 270여명의 저명한 학자들이 동원되었다.

 영양문제위원회의 조사범위는 19세기 말부터 오늘에 이르기까지의 구미제국의 식생활의 변천과 질병과의 관계를 역사적으로 추적하고 또한 지리적으로 세계의 여러 나라와 지역, 뿐만 아니라 여러 민족이나 종교단체의 식생활 내용과 질병과의 관계를 치밀하게 조사, 연구하였다. 여기에는 미국의 보건교육복지성, 농무성의 여러 부속연구기간, 국립암연구소, 심폐혈관연구소, 국립영양연구소 등에 소속된 연구진을 총동원하였을 뿐 아니라, 영국 왕립의학조사회의, 북구 3개국 의학조사회의 등의 지혜도 최대한으로 활용하였다.

5,000페이지에 달하는 미국상원 영양문제특별위원회의 보고서는 "잘못된 식생활이 성인병을 만든다."로 함축하여 결론지을 수 있으며, 우리나라도 1988년부터 번역되어 읽혀지고 있다. 아무도 깨닫지 못하고 있는 사이에 현대인의 '식생활은 비자연적인 것으로 전락하였으며, 암, 당뇨병, 심장병 등 성인병은 물론 정신분열증까지도 잘못된 식생활에 기인하는 식원병이라는 영양문제위원회의 보고서는 잘못된 식생활이란 서구화된 식생활 습관이나 인스턴트식품의 범람 등 만을 말하는 것이 아니라 보다 더 근본적인 식생활의 근원적 문제를 지적하고 있다.

주부들이 식사를 준비하기 위해 쇼핑을 하는 식탁에 올려 질 음식 재료의 90% 이상이 이미 산업사회와 식품산업이 이미 가공하였거나 관여하여 자연적인 것이 아니라는 것이다.

잘못된 식생활이란 자연적인 것이 아닌 가공되었거나 가공된 것과 같은 것을 산업사회의 사람들이 자연스러운 것으로 잘못 생각하고 먹는 식생활 습관을 말한다.

"쌀, 밀가루, 설탕"을 영양문제보고서는 정백가공식품이라고 규정하고 있다. 정백가공식품이란, 하얗게 도정한 가공식품이라는 뜻이다. 우리는 쌀집에서 매월 주기적으로 쌀을 시켜먹는다. 기름이 흐르는 듯 보여지는 하얀 쌀밥은 한국이 산업사회 이후 풍요와 안녕을 상징하는 듯하다. 그러나 이러한 하얀 쌀밥은 가공식품 이라는 것이다. 우리가 먹는 주식이 가공식품으로 전락한 것은 벌써 오래전에 시작된 일이다. 우리의 조상들이 절구에 방아를 찧던 일제시대 때 정미소의 출현은 당연한 것이었다. 정미소는 주부들의 일손을 덜어주었고, 도정기술은 거듭 발전했을 것이다. 급기야 지난 가을 정부의 한 지방자치단체는 올해부터 추수되는 쌀을 10분도에서 12분도로 도정을 하겠다고 발표하기에 이르렀다. 자치단체의 입장은 쌀을 10분도에서 12분도로 도정을 하게 되면 소비자는 밥이 더 맛있어서 쌀의 소비가 늘어날 것이며, 생산자의 농부의 입장은 쌀의 소비가 촉진되어 농가의 문제가 해결될 수 있으며, 지방자치단체는 쌀 소비 촉진을 통해 벼 재배 농가의 문제를 해결할 수 있다는 이유이다. 이러한 산업사회의 결정은 우리들에게 겉으로는 합리적이고 설득력이 있어 보이긴 하나 우리들 주식의 정백가공 이면에는 곡물로부터 섭취해야만 하는 여러 가지 영양소들의 결핍에 대한 문제를 우리에게 제시한다. 미국 생화학회 회장을 지낸 로저 윌리엄즈 박사는 사람이 건강하게 살아갈 수 있으려면 일상적인 식사를 통해서 8가지 필수아미노산, 16가지 미네랄, 20가지 비타민 등 모두 44가지의 필수영양소를 공급받아야 하는데, 만약 불균형한 식사로 말미암아 이들 가운데서 단 1가지만이라도 필요수준 이하로 떨어지면 생명의 사슬이 망가지고, 나아가서 건강상태가 나빠지며 마침내 질병에 걸리게 된다는 것이다. 이 44가지 영양소들은 마치 진주목걸이와도 같아서 그중 한 알만이라도 빠져버리면 산산히 흩어져 버리고 마는 것이다. 비타민과 미네랄은 신체 내에 존재하는 약 300만 종류의 효소의 활동과 깊은 관계가 있다. 완전한 효소는 보통 단백질 부분과 활성기인 보효소 부분으로 구성되는데, 바로 이 활성기인 보효소 부분은 비타민이나 미네랄 그리고 유비퀴논 등으로 만들어진다.

이러한 미량원소의 중요성에도 불구하고 산업사회는 여러 가지 이유로 정백가공식품을 양산하기에 이르렀으며, 이러한 정백가공식품에 의한 미네랄의 손실율은 다음과 같다.

통밀에 비해 흰밀가루 섭취시	백설탕 섭취시 미네랄 손실율	백미 섭취시 미네랄 손실율
칼슘 60% 손실		
마그네슘 90% 손실	칼슘 98% 손실	칼슘 80% 손실
칼륨 77% 손실	마그네슘 99% 손실	마그네슘 83% 손실
나트륨 78% 손실	아연 98% 손실	철분 64% 손실
인 71% 손실	구리 83% 손실	아연 75% 손실
철 76% 손실	망간 93% 손실	구리 26% 손실
아연 72% 손실	크롬 93% 손실	망간 45% 손실
구리 63% 손실	철분 96% 손실	크롬 75% 손실
망간 88% 손실	코발트 83% 손실	셀레늄 86% 손실
크롬 87% 손실	셀레늄 100% 손실	
몰리브덴 60% 손실		
코발트 50% 손실		

이러한 정백가공식품에 의한 미네랄의 손실은 가공에 의한 손실과 더불어 토양에서 원천적으로 유실되고 있다. 미네랄은 산성비에 의해 표토에서 씻겨 내려가며, 토양에 쏟아 부어지는 화학 비료와 농약으로 토양 미생물이 박멸됨에 따라 식물체의 뿌리에서 유기화 과정에 실패, 그 속에서 자란 야채와 과일에 미네랄이 없어지게 되는 것이다. 미국의 한 조사기관의 조사에 따르면 미국 내에서 재배되는 시금치의 철분이 산업사회 이전보다 70분의 1로 감소했다고 보고하고 있다.

일본의 홋카이도 농업연구소가 조사한 발표자료에 따르면 일본에서 재배되는 야채에 존재하는 영양소의 양을 표시한 데이터는 다음과 같다.

1950년	1963년	1982년	1994년
150mg	100mg	63mg	13mg

일본은 1950년과 1994년 사이에 산업화라는 과정이 있었다. 일본뿐만 아니라 전 세계의 모든 산업화된 사회에서는 대기오염물질인 아황산가스, 이산화질소 등은 대기층의 수분과 반응하여 아황산이나 아질산 등 강산이 되어 빗물에 녹아 토양에 스며든다. 소위 산성비가 그것으로 서울지역에서 측정된 것이 PH 5.5 정도라니 도시의 콘크리트 건물은 물론 토양의 표층에 들어 있는 유용한 미네랄을 용해하여 강으로 씻겨나가게 된다. 이렇게 되면 밭이나 논에서 재배되는 농작물은 충분한 미네랄 성분을 토양에서 얻을 수 없게 된다. 따라서 이것은 곧 식품의 영양을 열악하게 하는 중요한 원인이 되는 것이다. 사실 비타민, 미네랄은 식품의 가공 때문에만 부족하게 되는 것이 아니라 원초적으로 자연에서 재배되고 채취될 당시에 이미 부족 되어 있다는 사실을 중시할 필요가 있다.

이러한 잘못된 영양의 섭취로 말미암아 해마다 봄이 되면 TV나 신문지상을 통해 우리에게 올해의 사춘기 아이들이 1980년도에 비해 키가 십몇 센티가 더 크고 몸무게가 얼마나 더 늘었는데, 체력은 훨씬 더 약하다는 기사를 접하게 된 것이다. 사람은 1cm가 더 크면 10kg의 무게를 더 들 수 있다고 한다. 그런데 10cm 이상 더 큰 아이들이 오래 매달리기도 못하고 멀리뛰기도 더 못한다고 한다. 체격이 커지면 체력이 좋아지는 것이 정상이다. 그러나 잘못된 식생활, 즉 잘못된 영양으로 말미암아 몸을 구성하고 있는 세포에 문제가 있고 마치 부실공사가 건물의 수명을 짧게 하는 것과 같이 부실하게 만들어져 체력이 약하다고 말한다.

우리에게 지혜가 있었다면, 이런 보도를 들을 때마다 우리는 이미 성인인 우리들 자신을 한번쯤 생각해 보았어야만 했었다. 사춘기 아이들은 혈액순환이 잘되고, 호르몬의 분비도 왕성하며, 술과 담배도 하지 않는다. 그리고 아이들의 몸은 노화가 진행되고 있지 않다. 그런데, 이러한 사춘기 아이들은 성인인 40대의 나보다 약 3배 정도 많이 먹는다. 정백가공을 하고, 산성비로 오염되어 미네랄이 결핍된 토양에서 재배된 먹거리라도 어찌되었거나 많이 먹으면 상대적으로 몸이 필요로 하는 영양소를 섭취할 가능성이 많다. 그런데, 나는 사춘기 아이들보다 삼분의 일밖에 먹지 않으며, 혈액순환이 잘 안되고, 호르몬의 분비도 왕성하지 않으며, 술과 담배도 한다. 그리고 나의 몸은 노화가 진행되고 있다. 이러한 나의 몸은 과연 어떨까? 나의 몸을 1980년도의 성인과 체력을 비교해보면 나의 상태는 얼마나 체력이 약하다고 말할 수 있을까? 우리 할머니들은 자식을 6남매, 7남매 낳으시고 몸조리도 제대로 한번 못하시고 바로 들에 나가 일을 하셨지만, 특별히 불편하시다는 말씀은 많이 하지 않으셨다. 그런데, 요즘의 젊은 주부들은 아이를 하나 혹은 둘 밖에 낳지 않으며, 출산 후 몸조리를 산후조리원까지 동원하며 우리 할머니들에 비해 충분히 잘 했음에도 불구하고 툭하면 어디가 안 좋다는 얘기를 많이 한다. 어쩌면 이것은 우리의 체력이 우리의 할머니들과 비교해서 상대적으로 그만큼 약하다는 것을 말하는 것은 아닐까?

우리 할머니들은 밥이 보약이라고 말씀하셨고, 그 보약이었던 밥은 요즘 우리가 "잘 먹었다"고 말하는 결코 기름진 식사가 아니었다. 밥 한 공기, 나물 한 가지, 김치, 된장국 한 그릇이 전부였던 밥은 퇴비를 이용하는 농사로 비옥한 토질에서 작물을 키울 수 있었고, 조상들은 그러한 소출을 완전곡물 형태로 식탁을 준비했다. 그것만으로도 내 몸에 보약이기에 충분했던 것이다. 우리는 무엇이 잘못되었을까? 무엇이 잘못되었길래 우리는 우리 조상들보다 잘 먹는다고 느끼고 있는데도 불구하고 조상들이 갖고 있지 않았던 질병들로 온통 사회적인 문제가 되어 가고 있는 것인가?

새로운 생물학적 영양의학은 사람이 병에 걸리게 되는 첫 번째 원인은 세균이나 바이러스 때문이 아니고 병에 걸리게 된 사람의 잘못된 식생활 습관과 육체적 정신적 긴장, 즉 스트레스에 의해 저항력이 약해졌기 때문이라는 논리적 객관적 사실에 기초를 두는 것이다. 세균이나 바이러스는 그 최후의 단계에서 자연 질서의 한 부분으로서 살 수 없게 된 유기체를 다시 흙으로 환원시키기 위해서 등장하는 것에 불과하다. 이것이 자연의 법칙인 것이다. 세균이나 바이러스는 우리들 생활주변에 어디든지 존재하며 살아있는 신체조직의 어디에도 잠재해 있다. 그러나 조직체가 정상적인 건강 상태에 있고 저항력을 가지고 있으면 이 세균이나 바이러스는 전혀 해롭지 않지만, 그 생명 근원의 활력, 즉 저항력이 떨어지면 곧 세균이 그 주인의 조직 속으로 침입하여 그것을 파괴시키는 것이다.

영양문제 위원회의 결론은 아무도 깨닫지 못하고 있는 사이에 현대인의 식생활 양식이 비자연적인 것으로 전락하였으며, 암, 당뇨병, 심근경색 등의 성인병은 물론 정신분열증까지도 잘못된 식생활에 기인하는 식원병이라는 것이다.

칼로리원이 되는 영양소는 지나치게 섭취되고 이를 대사하는 데 필요한 미량영양소는 부족한 것이 한국도 산업화가 된 이후 우리의 현실인 것이다. 게다가 섬유질이 부족한 영양의 불균형은 심근경색, 암, 당뇨병 등의 성인병을 초래하고 있다. 산업사회는 자연에 있는 미량영양소의 근본적인 섭취부족을 초래하며, 단백질, 탄수화물, 지방의 섭취 과잉을 부추긴다. 그러나 이러한 단백질, 탄수화물, 지방의 대사에는 자연에 존재하는 미량 영양소가 필수불가결하다. 산성비로부터 시작되는 미량원소의 근본적인 섭취 부족과 오히려 축산 산업 등으로 과잉영양의 대사를 위해 더 필요해진 미량영양소의 근본적인 문제는 우리 몸의 문제를 부추기고 있다. 더군다나 식품의 문명화는 진보한 식물유 제조과정에서 레시틴, 셀레늄, 비타민E 등의 제거되는 것처럼 비타민이나 미네랄이 부족한 식품으로 변해버렸다는 것이다. 이러한 비타민과 미네랄의 부족현상은 일차적으로 식품 속의 결핍으로 나타나지만, 이차적으로는 공해, 오염, 스트레스, 음주, 흡연 그리고 영양의 과잉섭취로도 나타나게 된다. 예를 들면 담배 1개피를 피우는데 25mg의 비타민 C가 파괴된다든지, 청량음료를 마시면 그만큼 비타민 B의 부족을 초래한다는 등과 같이 공업사회의 삶 자체의 환경이 더 많은 비타민과 미네랄의 필요를 요구하고 있으며 이러한 것은 과도한 영양의 섭취로 이러한 영양의 대사 과정에서 더 많이 태우는 영양소의 필요를 요구하나, 공업사회의 구조적인 문제로 토양에서부터의 영양결핍과 식품의 산업화가 근본적인 미량원소의 공급자체를 차단하는 악순환이 계속되고 있다.

이러한 산업사회의 구조적이 악순환과 맞물려 한 가지 생각해 봐야만 하는 중요한 문제는 전통적인 의사들의 영양에 관한 무지이다. 영양문제 위원회의 조사연구 과정에서 커다란 문제점으로 부각되었던 의사들의 영양에 대한 무지는 미국의 경우 미국 내 의과대학에서 영양학을 필수과목으로 하고 있는 대학은 겨우 4%에 불과하며 미국 내 병원의 4분의 1에서 2분의 1은 입원환자에게 영양학적으로 그릇된 식사를 제공하고 있기 때문에 병의 치유가 늦어지거나 치료가 거꾸로 되는 경우가 많다는 것이다.

영양을 무시한 의학이란, 생각해보면 참으로 기묘한 의학이다. 왜냐하면 매일 같이 먹고 있는 음식물에 함유된 영양소가 신체를 구성하며 생명활동을 영위하는 것이지, 신체를 구성하거나 운영하는 것은 아무것도 없기 때문이다. 이렇게 당연한 자연의 순리를 과학이 고도로 발달한 공업선진국의 의사나 영양사가 미처 깨닫지 못하고 있었다면 역시 등잔 밑이 어두웠던 탓일까?

산업사회가 되면서 문제가 되어가고 있는 만성 퇴행성 질환은 짧은 시간의 잠복기를 거친 후 발병하는 그러한 질병이 아니다. 그러한 질병은 급성질환이다. 그런데 만성질환은 처음에 급성질환을 쉽게 잘 알게 되는 상태를 거쳐서, 몸이 점점 더 쇠약해지고 통증을 자각하는 정도와 우리 신체가 병에 대해서 대처할 수 있는 능력이 저하된 상태인 아급성 질환의 기간을 거친 후에 비로소 나타난다. 병의 상태가 진행될수록 통증을 자각하는 능력과 병에 대처하는 우리 신체의 능력은 저하되고, 우리 몸은 몸의 안팎에서 발생하는 독소들에 의해서 점점 심각하게 중독되어 간다. 사실상 질병이란 우리가 건강을 상하도록 하는 나쁜 원인에 노출되었을 때, 그것에 대해서 저항하려고 하는 우리 신체의 자발적 노력이 여러 가지 증상으로 표출된 것이라는 것이 대체 의학자들의 질병관이다. 따라서 그러한 견해에 따른다면 우리들이 급성의 질환에 직면하여 여러 가지 통증을 느낄 수 있는 상태는 아직도 건강한 상태라고 볼 수 있다. 이 때 병의 근본적 원인이 되는 나쁜 생활습관이나 자극들을 개선하거나 피한다면 쉽게 건강을 회복할 수 있는 것이다. 하지만 약물 등으로 증상만을 가라앉히고 근본적인 원인을 제거하지 않는다면 우리 몸은 서서히 쇠약해지면서 점점 더 심각한 상황으로 빠지게 될 것이다.

만성퇴행성질환의 문제는 바로 질병의 진행과정이 이토록 서서히 암묵적으로 이루어지기 때문에 많은 사람들이 자신의 질병이 심각한 상황으로 빠져드는 것을 잘 자각하지 못한다는 것이다. 더구나 건강이 나빠지고 있는 아급성 질환의 시기에 무언가 건강이 걱정이 돼서 병원을 찾아가도 대개는 신경성 질환이라는 진단이 내려지므로, 자신의 건강 상황을 쉽게 낙관해 버리고 만다. 그러나 그렇게 몇 년의 시간이 흘러 이미 70% 가까이 건강을 상실한 경우가 대부분이고, 이러한 상태에서도 적절한 대응을 하지 않는다면 결국은 만성퇴행성 질환 즉, 암, 고혈압, 당뇨 등이라는 선고가 내려지게 되는 것이다.

전문가들은 현대의학으로는 만성퇴행성질환을 고칠 수 없다고들 말한다. 즉 약이나 수술과 같은 방법으로는 어떻게 할 수 없다고들 한다. 어느 한 사람의 환자가 암을 이기고 살아남을 가능성은 1950년대와 조금도 다를 바 없다. 여전히 3분의 1의 확률뿐이다.

그런데 훈자 지방 사람들은 심장병이나 암에 걸리는 일이 없었다. 그것은 좋은 식사에 의해 자연적으로 예방되어 왔기 때문이다. 그럼 어떤 식사가 심장병이나 암을 방지하는가? 이 방면에 관한 연구를 현대의학은 소홀히 해 왔다. "죽음을 막는 것에만 열중하여 건강의 유지나 증진에 대한 연구는 등한시 해왔다." 성인병은 파키스탄의 훈자 지방과 같은 훌륭한 식생활에 의해 예방 할 수밖에 없는 병이고, 또 그와 같은 자연식을 하면 예방될 수 있는 병이다. 그러나 일단 발병하면 지금의 의학기술로는 도저히 고쳐지지 않는 병인데도 이런 사실을 의사나 환자나 도외시하고 있기 때문에 "의료비는 불어나도 건강수준은 떨어지는 구렁텅이"로 들어가게 된 것이다.

"암의 90%는 식사와 몸속에 들어가는 화학물질이 원인이다."는 증언과 또 어떤 권위자는 "인간은 음식물로 만들어진다. 즉 음식물이 인간을 만들고 있다."는 속담을 인용해서 그것에 현대적인 조명을 가함으로써 그 의미를 강조하였다. 따라서 이들 권위자들의 주장은 결국 성인병이란 식사가 원인인 식원병이라는 것이다.

의사들 중에는 미래의 부를 꿈꾸며 현재는 흔하지 않은 서구형 질환을 미리 공부하는 의사들도 있다. 미래에는 많은 숫자의 환자가 생길 것이라고 생각하기 때문이다. 한국인의 식생활도 거의 서구화 되어가고 있고, 그에 따른 질병의 양상도 서구화 되어가고 있다. 그러면 우리는 그러한 선견지명이 있는 의사들이 돈을 벌 수 있도록 하기 위해 현재에는 없는 병들을 선진국의 식생활(잘못된 식생활)을 답습해서 그들이 성공하도록 즉, 의료산업의 번영에 일조를 해야만 하는가?

이제 선진국은 비타민과 미네랄을 슈퍼에서 판매하는 생필품으로 그리고 잘못된 식생활로부터 벗어나기 위해 자위운동을 벌이고 있다. 그들이 빠져 나오기 위해 온갖 노력을 다하고 있는 터널의 늪 속으로 우리도 따라 들어가야 하는가?

미국은 잘못된 식생활이 성인병을 만든다는 영양문제위원회의 보고를 받은 1977년 이후 WIC, 즉 임신부영유아정책이라는 철분이나 비타민 등을 저소득층에게 보급하려는 프로그램을 진행하고 있는 것으로 알려져 있으며, 정부가 주도하여 산업사회의 정백가공식품의 문제와 그러한 산업사회의 식탁에서 모자란 비타민과 미네랄을 생필품으로 매일 섭취해야만 한다는 계몽을 주도하고 있다.

일본은 1981년 영양문제위원회 보고서가 발췌, 번역되어 소책자로 출판된 후 반성하기 시작하고 일본 후생성이 적극성을 띠어 1983년부터 6개년 계획으로 각 가정의 식생활 개선을 지도하기 위한 지도자 양성 계획을 수립하여 매년 8만 명씩 도합 48만 명의 "건강레이디"를 양성하고 있다.

캐나다는 정부가 매월 성인병으로부터의 탈출을 위한 식생활 방법에 관한 월간지를 발간하여 각 가정으로 우송하여 건강자위운동을 주도적으로 펼치며 진행하고 있다.

우리들은 우리로부터 공업선진국이 그랬던 것처럼 만성퇴행성질환이 만연해가는 산업사회의 잘못된 식생활의 터널을 벗어나기 위해 발버둥치는 건강자위운동을 벌이고자 하는 것이다. 이러한 건강자위운동의 결실은 결국 우리들 주변에 만연한 반쪽건강상태로부터 우리들을 온전한 건강으로 살 수 있도록 해 줄 것이다. 공업신진국의 정부가 주도하여 진행된 식생활개선으로부터 즉, 잘못된 식생활로부터 벗어나기 위한 운동은 결국 그들에게 이제 산업사회가 되었기 때문에 "비타민과 미네랄이 생필품이어야 한다."는 결론을 갖다 주었고 종국에는 수퍼마켓에서 비타민과 야채나 과일을 쇼핑하면서 동시에 구매하도록 하게 한 것이다.

비타민과 미네랄이 생필품이다? 그들이 왜 비타민과 미네랄을 생필품이라고 생각하는가? 비타민과 미네랄은 일반적으로 야채나 과일을 통해 섭취하게 된다. 그렇다면 그들은 야채와 과일을 많이 먹지 않기 때문인가? 그렇지 않으면 그들의 야채와 과일에는 비타민과 미네랄이 우리들의 신토불이 보다 함유량이 적기 때문인가? 그것만은 확실히 그렇지 않은 듯하다. 우선 그들에게는 "사막성 기후"라는 과일과 야채를 재배하기에 좋은 기후를 갖고 있다. 사막성 기후란 사막처럼 강우량이 적고 1년 내내 여름과 같은 기후를 말한다.

그렇다면 그들은 산성비로부터의 피해가 우리들보다는 적을 것이다. 그들의 야채와 과일은 사막성 기후에서 재배된다. 그 말은 그들이 먹는 야채나 과일이 비닐하우스에서 재배되는 우리들의 신토불이 보다는 건강하고 영양이 풍부할 것이라고 상상이 된다. 값싸고 다양하며 짙은 색깔의 맛있는 야채와 과일의 천국에서 살고 있는 그들이 비타민과 미네랄을 생필품이라고 생각하는 이유는 산업사회가 되면서 식사를 통해 몸이 필요로 하는 양의 미네랄과 비타민의 섭취가 불가능하고 사회의 복잡 다양함과 과도한 칼로리의 섭취로 몸이 필요로 하는 미량영양소 요구는 늘어가고 있기 때문일 것이다.

우리들의 경우는 어떤가? 한국의 서울은 세계에서 가장 복잡한 도시이다. 한국의 토양에 내리는 산성비는 PH 5.5 정도나 하며 이는 도시의 콘크리트건물을 녹일 정도이다. 우리는 사회가 복잡해져감에 따라 점점 더 바빠지고 점점 더 불규칙하고 충분하지 않은 식사를 하고 있으며 아마 한국은 세계에서 단위 면적당 농약을 가장 많이 사용하는지도 모른다. 과일은 일주일에 한번, 야채는 3~4일에 한번 작물에 농약을 한다. 물론 도시에 사는 사람들은 이러한 현실을 피부로 느끼지 못하겠지만 말이다. 산성비와 농약, 화학비료로 황폐화되어가는 농토 그 죽어가는 땅에서 농사를 짓기 위해서 늘어만 가는 화학비료와 농약의 양 그리고 영양이 점점 더 고갈되어가는 농작물들 우리는 이러한 것들을 우리 것이라고 신토불이를 말해왔다. 결코 이것이 우리들만의 문제만은 아니다.

모든 산업사회의 문제이다. 산업사회는 농사를 더 이상 가족을 먹이기 위한 것이 아니라 시장에 내다 팔기 위해 "단위 면적당 생산성"이라는 명제를 거론하게 되었으며 퇴비를 구태 의연한 것이라고 치부하고 작물을 효과적으로 키워내는 화학비료와 농약으로 그리고 유전자가 조작되어 생산성이 월등히 개선된 신품종의 종자로 농업은 이제 경쟁력 있는 산업으로서의 가치를 높이기 위해 노력 중인 것이다. 이러한 농업과 축산이 산업으로써 경쟁력을 거론하는 그 이면에는 우리들의 건강을 담보로 하고 있는 것이다.

  필자는 무엇 무엇은 먹지 말자는 새로운 이론을 만들고자 하는 것이 아니다. 우리가 무엇을 먹고 무엇으로 우리의 몸이 만들어지는 가를 알자는 것이다. 공업선진국의 정부가 주가 되어 주도적으로 이루어진 건강자위 운동을 우리로부터 시작하자는 것이다. 새로운 건강보조식품의 판매나 매출을 말하는 것이 아니라 식생활을 개선하고 우리가 먹고 마시는 것이 무엇인지를 이해하고 우리가 건강하기 위해 무엇을 가려 먹고 어떻게 먹어야 하는가를 고려해보자는 것이다. 건강은 의사가 만들어주거나 혹은 약사가 해결해 주는 것이 아니다. 건강은 우리가 오늘 먹은 음식으로 만들어지는 것이다. 서점에 가면 "차라리 아이를 굶겨라" 혹은 "더 이상 먹을 것이 없다"는 제목의 책들이 즐비하다. 그리고 우리 주변에는 약국이 해를 거듭할수록 늘어만 가고 있다. 이제 우리도 우리들 자신, 즉 산업사회 1세대를 위해서가 아니라 우리 아이들 즉 산업사회 2세대들과 아이들이 장성해서 낳게 되는 산업사회 3세대들을 위해서 건강자위 운동을 벌여야 하는 것이다. 식생활 개선과 비타민 미네랄이 왜 이제 생필품이여야 하는 가에 대한 근본법칙을 이해하는 운동 말이다.

Chapter 08
건강보조식품

건강보조식품은 칼렌보그 박사가 1934년에 처음 개발했다. 그는 중국에 선교사로 활동하던 중 전쟁포로로서 수용소에서의 경험을 통해 건강이란 여러 가지 미량원소들이 중요하다는 것을 경험적으로 알게 되었고, 전쟁 후 구체적인 연구과정을 통해 오늘날 비타민과 미네랄들이 만들어지게 된 것이다.

건강보조식품이란 단어는 그것이 구체적으로 무엇을 뜻하는지 자세히 설명하고 있다. 건강을 이루기 위해 모자란 것을 보충해 준다는 것이다. 따라서 건강보조식품을 사용하게 됨으로써 병이 낫게 될 것이라는 주장은 지나친 감이 없지 않다. 그렇다면 건강이란 무엇으로 만들어지는 것인가? 이 질문에 대한 답은 미국 생화학회 회장을 지낸 로저 윌리엄즈 박사의 주장을 들어볼 필요가 있다. 박사는 사람이 건강하게 살아갈 수 있으려면 일상적인 식사를 통해서 8가지 필수 아미노산, 16가지 미네랄, 20가지의 비타민 등 모두 44개의 필수 영양소를 공급받아야 하는데, 만약 불균형한 식사로 이들 가운데서 단 한가지만이라도 필요수준 이하로 떨어지면 생명의 사슬이 망가지고, 나아가서 건강상태가 나빠지며 마침내 질병에 걸리게 된다는 것이다. 이 44가지 영양소들은 마치 진주목걸이와도 같아서 그 중 한 알만이라도 빠져버리면 산산히 흩어져 버리고 마는 것이다.

일반적인 식생활로 44가지의 건강에 필요한 영양소를 섭취하려면 어떻게 먹으면 될까? 몸에 필요한 영양소를 골고루 섭취하려면 하루에 30가지는 먹어야 한다는 주장이 있다. 30가지? 과연 가능할까? 요즘처럼 바쁜 세상에 30가지를 먹는 것은 거의 불가능 할 듯하다. 그렇다면 44가지의 영양소의 섭취도 불가능 할 것이고 로저 윌리엄즈 박사의 말에 의하면 하나라도 빠지면 진주 목걸이가 산산히 흩어져 버리는 것과 같다고 하는데 그렇다면 나의 건강은 산산히 흩어져 버리는 것은 아닌가.

이러한 측면에서 건강보조식품은 유용한 듯하다. 바쁜 삶은 몸이 필요로 하는 영양소의 충분한 섭취를 불가능하게 하고, 그렇다고 아무 대책 없이 산산히 흩어져 버릴 건강을 고대할 수도 없다. 건강보조식품은 바쁜 현대인들에게 식생활로 모자라기 쉬운 영양소의 충분한 공급을 목적으로 한다. 우리가 건강 식생활 개선운동을 통해 많은 이들이 몸에 불편한 부분들이 해소 되었다는 것들을 간증하는 것을 보면 로저 윌리엄즈 박사의 생명의 사슬이론이 역시 옳다는 생각이 든다.

건강보조식품을 판매하는 회사가 우리 주변에 많아져가고 있다는 것은 우리의 일상을 통해 충분한 영양소의 섭취가 그만큼 어려워져가고 있다고 볼 수 있다. 우리가 일상생활에서 이러한 충분한 영양의 섭취가 힘들어져가고 있는 이유는 우리의 주식 자체가 정백가공식품이며, 산업화로 인한 산성비와 농업이 가족을 먹이기 위한 것이 아니라 시장에 판매를 목적으로 하는 산업이 되면서 생산성이론에 따라 화학비료, 농약을 사용해 작물을 재배하게 되면서부터 우리가 구하게 되는 농작물이 함유하고 있는 영양이 해를 거듭할수록 결핍되어가고 있기 때문이다.

그런데 건강보조식품을 판매하는 회사나 판매원들은 건강 보조식품이 일상적인 삶에서 근본적 필요성의 근원적 깨달음을 전달하는 것이 아니라 건강보조식품을 하나의 상품으로 판매하기 때문에 건강보조식품을 판매하면 제품을 구매하는 소비자가 상품을 지속적으로 재구매 하지 않는다는 문제점을 알게 되었다. 따라서 제품을 판매하는 회사는 회사의 존립과 판매원의 소득을 위해 건강보조식품의 수를 해마다 늘려 온 듯하다. 건강이 44가지 영양으로 만들어진다는 로저 윌리암즈의 이론에 따라 건강보조식품은 아무리 많아야 44가지면 족하다고 할 수 있다. 그런데 우리 주위에 있는 어떤 회사는 수백 가지 상품을 가지고 있다. 이러한 현상은 생명보험회사가 비슷비슷한 상품을 해마다 새로 만들어내는 이유와 비슷하다고 하겠다. 상품이 많아야 판매하는 사람이 여건만 되면 많은 상품을 판매할 수 있고, 그래야만 판매하는 사람과 판매회사가 돈이 되기 때문이다.

생필품은 누가 판매하기 때문에 구매하는 것이 아니다. 본인 스스로 집에 치약이 떨어지기 선에 치약을 준비해 놓는 깃 바로 이것이 생필품을 말하는 것이다.

우리 집에서 사용하는 생필품이 몇 가지나 될까? 사람마다 다르겠지만 많으면 100여 가지가 아닐까 싶다. 그런데 한 가지 생필품 품목 중 하나인 건강보조식품이 수백 가지나 된다는 것은 판매회사들의 마케팅 전략 때문이지 구지 그렇게 많은 제품이 필요하기 때문은 아니라고 생각한다.

 현재의 캡슐 과학이 우리 몸에 필요한 비타민들을 하나의 캡슐에 넣을 수 없기 때문에 다양한 비타민제가 있는 것이 아니며, 하나의 캡슐에 항산화제품을 집약할 수 없기 때문에 다양한 항산화제품이 있는 것이 아니다. 이제는 하나의 캡슐에 넣을 수 있는 것은 하나의 캡슐에 넣어야 한다. 우리 몸은 수십 만원어치의 비타민제와 항산화제를 매일 필요로 하는 것이 아니다. 우리는 매일 식사를 하고 있고 식사를 통해 모자란 영양소를 보조식품으로 섭취하는 것이다. 그렇다면 우리는 적당량의 비타민과 미네랄 그리고 황산화제 등을 캡슐을 통해 공급받더라도 그것으로 충분할 것이다. 평생 생필품이 될 수 있는 적당한 가격에 말이다. 건강보조식품이 수십만 원 한다면 그것은 생필품이 아니라 보약이 될 수밖에 없다.

Chapter 09

건강보조식품의 명현반응

　명현 반응이란 신경이 살아나 감각 기능이 회복되면 예전에는 없었던 반응들이 나타나는 것이다. 즉 복통, 설사, 구토, 하지무력 등 불량 식품에 대한 즉각적인 반응이 그것이다. 갑자기 민감해진 몸이 걱정되기도 하지만 이는 결코 병이 아닌 지극히 정상적인 생리 반응으로서, 인체의 해독 기능이 작동하고 있음을 의미한다 하겠다. 해독에 대한 사전 정보 없이 건강보조식품을 사용하다 보면 처음 식품을 먹을 때는 괜찮았는데 며칠 지나니 갑자기 배가 아프고 설사가 나는데다 피부에 발진까지 돋는다는 항의들도 있곤 하다. 그러나 해독의 관점에서 보면 이같은 복통과 설사, 피부 발진은 오염된 먹거리를 섭취함에 따른 인체의 정화 반응일 뿐이니 보조식품 탓이 아니라 음식을 제대로 가리지 못한 증거인 것이다.

　건강보조식품을 사용하게 되면서 머리가 아프다든지, 설사나 변비가 생기거나 피부발진, 가스가 차는 등의 반응을 보일 수가 있다. 이런 증상을 보인다는 것은 증상이 개선되고 있다는 바람직한 반응이다. 이런 반응을 호전반응 또는 명현반응이라고 하는데 이는 신체 이상이 극복되는 과정에서 일시적으로 질병의 증상이 더욱 심해지는 현상이다. 즉 건강 보조식품을 사용하게 됨에 따라 체내에서의 조절작용이 일어나 서서히 노폐물의 배설이 진행되다가 어느 순간 마지막 남아 있던 노폐물이 한꺼번에 배설되거나 혹은 병근이 뿌리 뽑히는 과정에서 일어나는 현상이다. 즉 자연치유력의 발현이라고 할 수 있다.

물론 모든 사람들에게서 호전반응이 나타나는 것은 아니다. 개인의 체질, 병의 상태, 병을 앓은 기간, 약물의 사용 정도 등에 따라 다르게 나타나며 호전반응의 증세 역시 개인에 따라 차이가 있다.

다음은 일반적으로 나타나는 호전반응의 증세에 대한 설명이다.

1. 열이 난다.

인체에 정상 이상으로 열이 나는 것은 외부에서 침입한 세균을 잡기 위해 체내의 백혈구에 맞서 싸우거나 체내에 노폐물이 많이 쌓여 있을 때 이를 내보내기 위해 몸이 일으키는 반응이다.

2. 설사 및 구토 증상

체내의 이물질을 빨리 배설하기 위한 반응이다. 특히 설사의 경우 평소 위장기능이 약하거나 예민한 사람, 채소나 과일 등 평소 섬유질의 섭취가 부족했던 사람들에게 더욱 자주 나타난다. 소화가 안되고 속이 더부룩하고 설사가 난다면 평소의 위장기능이 아주 약했던 사람이다. 제품의 섭취량을 소량부터 시작하는 것이 좋다.

3. 경련

인체 어느 부위에 이상이 생겨 혈액순환이 제대로 이루어지지 못할 때 피를 순환시키기 위해 나타나는 일시적인 현상이다.

4. 증상 악화

자연요법을 통해서 노폐물이 배설되고 체질개선이 일어나 자연치유력이 극대화 되는 과정에서 일시적으로 증상이 심해지는 현상이 나타난다. 또는 오래 전에 앓았던 증상이 다시 나타나기도 한다. 이 과정을 거치면서 오히려 몸이 가볍고 개운해 지는 것을 느낄 수 있다.

5. 피부 발진 및 가려움증

체내에 잠재되어 있던 노폐물이나 독소 물질 또는 약물이 소변이나 대변을 통해 미처 배출되지 못하다가 피부를 통해 배설되는 것이다. 이 배출과정이 빠르게 진행되도록 수분과 섬유질 음식을 많이 섭취하여 소변과 대변을 통해 많이 배출되도록 하는 것이 필요하다.

6. 속이 더부룩하거나 방귀가 잦다.

음식물은 소화흡수의 과정 중 반드시 부패기를 거치게 되는데 이때 발생하는 암모니아 등의 부패 가스는 인체에 좋지 않은 영향을 미친다. 이런 좋지 않은 배설물이 장내에 머물지 않게 하기 위한 배출현상이 나타나는 것이다. 일반적으로 위장 기능이 나쁜 경우 더욱 많이 발생한다.

7. 피로 및 근육통, 노곤함

혈액의 상태가 나쁜 산성체질은 심하게 피로하며 졸음이 온다. 나쁜 장기 기능을 회복함에 따라 일어나는 일시적인 불균형 현상이다.

8. 두통

몸에 쌓여 있는 노폐물 혹은 독소물질이 배출되면서 생기는 가스나 물질이 혈액에 녹아 들어가 뇌 또는 근육으로 가서 통증을 유발하는 것이다.

9. 변비

수분 부족에 의해 오거나 위장 기능이 약한 사람의 경우 소화가 잘 안되기 때문에 발생한다. 특히 섬유질은 수분을 보유해야 팽창되어서 장내운동을 활발하게 하는데 건조시킨 보조식품을 먹으면서 수분이 부족하면 오히려 섬유질이 뭉쳐서 변비가 발생할 수도 있다.

10. 부종

체내 수분대사가 정상적으로 적응하는 과정에서 일시적으로 수분보유현상이 나타나기도 한다.

11. 생리양이 줄거나 생리가 안 나온다

체지방이 감소하였거나 호르몬 대사균형의 정상화 과정에서 발생한다.

12. 속이 더부룩하고 쓰리다.

대체적으로 위가 약하거나 위궤양이 있는 사람들이 제품을 사용 했을 때 일어날 수 있는 증상이다. 또한 위하수가 있거나 평소 위가 무력한 사람들은 보조식품을 시작하면 속이 거북하고 소화가 안 되기는 하는데, 이럴 경우에는 사용량을 줄이고 대신 횟수를 늘려 조금씩 자주 먹는 것이 좋다.

13. 졸리거나 무기력증이 나타난다.

당뇨병 환자나 통풍, 생리통 환자들이 건강보조식품을 사용하면서 많이 겪게 되는 반응이다. 또한 혈액 상태가 나빠서 산성체질이 심했던 사람들은 제품을 사용하면서 처음에는 피로감이 완전히 사라져서 몸이 가뿐하다가 한두 달 뒤에는 오히려 졸리거나 무기력증이 생긴다는 사람들이 있다. 이것은 조직 속의 나쁜 지방이나 오래된 세포가 교체되는 중에 생기는 반응으로 그동안 체내에 쌓인 독이 많을수록 증상이 오래 간다.

14. 얼굴이나 다리가 자주 붓는다.

심장이나 신장이 약한 사람은 얼굴이나 다리가 부을 수 있다. 신장이 약한 사람은 얼굴 특히 눈 주위가 자주 붓고, 심장이 약한 사람들은 다리나 발등이 붓는다. 이뇨제를 자주 복용해서 정상적인 신장 기능이 약해져버린 사람들도 부종을 자주 경험하게 된다.

15. 발진과 가려움증이 나타난다.

보조식품을 사용한 뒤 오돌토돌한 두드러기 같은 것들이 생기고 가려운 증상이 계속되었다면, 그것을 피부를 통해 독소를 제거하려는 과정이라고 생각하면 된다. 발진과 가려움증은 간장의 해독작용과 피부의 배설 작용이 원활하지 않을 때 발생하는데 주로 오랜 기간 약을 복용했거나 피부 질환, 간장병을 갖고 있는 사람들에게서 많이 나타난다. 이때는 가렵다고 피부 연고제 같은 것을 바르면 절대 안 되고 참는 수밖에 없다. 일단 독소가 빠져나간 다음에는 증상이 씻은 듯이 없어진다.

건강보조제품을 사용하고 겪게 되는 반응은 개인에 따라 다르지만 섭취 후 수일에서 수십 일 후에 일어날 수 있으며, 대체로 3~5일만 지나면 없어지지만 심한 경우 3~6주 혹은 2~3 개월까지 지속되는 경우도 있다. 호전 반응은 체질이 개선되고 있다는 증거이므로 일시적으로 증상이 나빠지더라도 염려할 필요는 없다. 호전반응의 증세나 기간 등이 사람에 따라 다른 것은 개인에 따라 노폐물의 배설속도 및 증세, 체내 면역력 등이 다르기 때문이다.

너무 증세가 심한 경우에는 섭취량을 약간 조절할 필요가 있다. 그러나 섭취량을 감소시키되 중단하지는 않도록 한다. 체내에서 적응이 되고 있는 과정이 중단될 염려가 있기 때문이다.

호전반응은 체내에 쌓여 있는 노폐물이나 독소물질의 배출과정이므로 배출 속도를 높여주는 것이 필요하다. 충분한 물과 섬유질을 섭취하여 소변이나 대변의 양을 늘려 주어서 소변이나 대변을 통해 잘 배출될 수 있도록 하는 것이 최선의 방법이다.

병의 증상	나타날 수 있는 명현 반응
산성체질	졸림, 목과 혀의 건조증, 소변, 방귀가 잦음
고혈압	머리가 무겁고 어지러운 증세가 1~2주간 지속됨 무기력증
위 기능 쇠약	가슴 부위가 답답, 미열, 음식을 잘 먹을 수 없다.
위 하 수	속이 답답하고 토하고 싶은 느낌
장 질 환	설사
간 기능 쇠약	토하고 싶은 느낌, 가려움, 발진
간 경 변	대변에 피나 핏덩어리가 섞여 나오는 경우가 있다.
신 장 병	얼굴이 붓는다. 다리부분에 경미한 부종현상
당 뇨 병	배설되는 당분의 농도가 일시적으로 증가, 손발부종, 무기력증
여 드 름	초기에는 여드름이 더 많아질 수 있다.
치 질	대변에 피가 섞여 나올 수도 있다.
만성 기관지염	입안이 마른다. 구토, 어지럼증, 가래를 쉽게 뱉을 수 없다.
폐기능 쇠약	가래의 양이 늘어난다. 가래가 노란색을 띤다.
축 농 증	콧물의 양이 많아지고 색이 진해진다.
피부과민	초기에 가려움증이 있다.
신경과민	불면증, 쉽게 흥분되는 경우가 종종 있다.
신 경 통	환부가 더 아플 수 있다.
통 풍	무력감, 통증

이것은 건강보조식품중 하나인 생식을 사용하고 병의 증상에 따라 다르게 나타나는 명현 반응을 정리한 것이다. 생식을 하면서 나타날 수 있는 명현 반응은 병의 증상, 투병기간, 개인의 체질 등에 따라 다르다. 또한 명현반응의 정도도 개개인에 따라 다르게 나타난다.

명현 반응은 개인에 따라 다르게 나타날 수 있으며 특별히 환자의 경우에는 명현반응의 강도에 따라 건강보조식품의 사용을 일시적(2~3일)으로 중지할 필요가 있으므로 주의를 요하기도 한다.

명현 반응이란 원래 한의학에서 쓰이는 용어로 병이 있는 사람이나 체질이 약한 사람이 한약이나 건강 보조 식품을 복용했을 때 "일시적으로" 통증, 발열, 발한, 발진, 설사 같은 증상이 나타나는 것을 말한다. 이런 증상들은 오랫동안 건강이 안 좋았던 사람에게 나타나는 현상으로 병이 고쳐지고 있는 단계에서 일시적으로 나타나는 현상이다.

미국의 영양상담가인 룻 Y. 롱 박사는 건강이 좋지 못한 사람들은 체내의 다량의 독이나 배설되지 못한 노폐물이 있을 수 있는데 건강 보조 식품으로 영양의 균형을 되찾으면 인체는 이들을 제거하기 시작하면서 불쾌한 증상이 일어날 수 있다고 명현 반응을 설명한 바 있다. 명현 반응은 대개 치료를 시작한지 2주일 안에 나타나는데 3,4일이 지나면 없어지지만 체내에 독소 물질이 많이 쌓인 사람은 20일에서 몇 달까지 가는 경우도 있다.

다음은 일반적으로 나타나는 호전반응에 대한 대책에 관한 설명이다.
호전반응은 개인에 따라 다르지만 섭취 후 수 일에서 수십 일 후에 일어날 수 있으며, 대체로 3~5일이 지나면 없어지지만 심한 경우 3~6주

혹은 2~3개월까지 지속되는 경우도 있다. 호전반응은 체질이 개선되고 있다는 증거이므로 일시적으로 증상이 나빠지더라도 염려할 필요는 없다. 호전반응의 증세나 기간 등이 사람에 따라 다른 것은 개인에 따라 노폐물의 배설 속도 및 질병의 증세, 체내 면역력 등이 다르기 때문이다. 너무 증세가 심한 경우에는 섭취량을 약간 조절할 필요가 있다. 증세가 아주 심하다면 섭취량을 3분의 1 또는 2분의 1로 감소시키되 중단하지는 않도록 한다. 체내에서 적응이 되고 있는 과정이 중단 될 염려가 있기 때문이다. 호전반응은 체내에 쌓여있는 노폐물이나 독소물질의 배출과정이므로 배출 속도를 높여주는 것이 필요하다. 충분한 물과 섬유질을 섭취하여 소변이나 대변의 양을 늘려 주어서 소변이나 대변을 통해 잘 배출될 수 있도록 하는 것이 최선의 방법이다.

건강보조식품에 의해 일반적으로 나타나는 비교적 심한 어지럼 반응은 아래와 같은 증상을 가질 수 있다.

산성체질 : 졸리움(낮), 목과 혀의 건조, 소변, 방귀의 증가
고혈압 : 머리가 무거운 느낌, 머리가 어지러운 현상은 1~2주간 지속
빈혈 : 비록 체질에 따라 다르지만, 경미한 코피가 나올 수 있다.
    (여자에 많음)
위궤양 : 궤양의 부위가 아프거나 또는 답답한 감각이 있을 수 있다.
장, 위의 불량 : 병의 상태에 따라 다르지만 설사, 구토
간 불량 : 구토, 어지러움, 피부가 가렵거나 발진 현상, 갈증, 졸리움, 황달
간경화 : 대변시 혈사(血絲)나 혈괴(血塊)
당뇨병 : 일시적으로 당분배출의 증가, 손발에 물집 현상
여드름 : 초기에는 조금 증가하나 곧바로 없어진다.

치질 : 대변시 일시적으로 출혈이나 혈사

만성기관지 : 건조, 구토, 어지럼, 가래 배출의 어려움

폐 불량 : 해수(咳嗽)시 가래의 증가 및 가래의 유황색

축농증 : 콧물의 배출이 증가하며 색이 짙어짐

피부 과민 : 초기에는 가려움이 증가하나 며칠 후 경감

풍습통 : 환부의 산통(酸痛)이 있을 수 있지만 며칠 후 소멸

통풍 : 전신의 무력감이나 산통이 있을 수 있지만 며칠 후 소멸

심장병 : 호흡이 짧고 불순, 정서불안

신장기능 불량 : 신장부위의 통증, 소변량 증가, 오줌과 안색의 변화

기혈의 막힘 : 옛 상처 재발, 산소결핍의 체질은 가운데 가슴의 답답함이 증가.

뇌 신경쇠약 : 며칠밤 계속적인 불면

頭風[두풍] : 수일 동안의 두통

부녀병 : 밑이 가렵고, 분비물의 증가 또는 혈괴, 이것은 배설현황, 월경 중 일부는 대량의 출혈, 일시적 월경불순의 기능

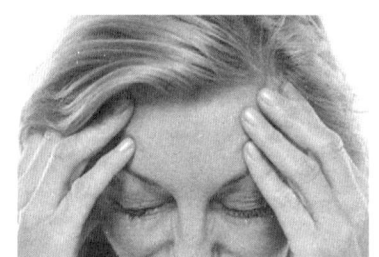

Chapter 10

왜 결단해야 하나?

　현명한 부모라면, 정말 자녀의 건강을 염려하는 부모라면 자신부터 식생활 개선을 실천해야 한다. 이에 우리는 결혼을 앞둔 젊은 여성들에게 결단을 촉구하는 것이다. 잘못된 식생활 습관으로 이어지는 질병의 악순환을 끊는 유일한 방법은 젊은 여성들, 장차 어머니가 될 분들의 과감한 결단력에 있다.

　인스턴트 세대 부모들의 아이들이 패스트푸드에 길들여지고, 이 아이들이 장차 부모가 되어 낳은 아이들인 산업사회 2세대 혹은 3세대들은 더욱 가공 식품의 노예가 되는 악순환 속에서 온갖 질병이 난무하는 것은 당연하다. 어느 한 세대에서 실행하는 용기 있는 결단은 대대손손 식생활 습관에 영향을 주어 "건강"이라는 유산을 남기게 되는 것이다. 고혈압, 당뇨, 암 등은 가족력을 보이기에, 유전으로 의심되는 퇴행성질환들은 사실 유전이 아니라 문란한 식생활습관에 따른 악순환에서 비롯되는 것이니, 이는 식생활습관 혁명이라는 결단을 통해서만이 대물림의 뿌리를 완전히 뽑을 수 있다.

결혼 후 임신을 준비하는 젊은 여성들, 특히 임산부들은 현재 자신의 식생활 습관이 자손들의 건강을 좌우함을 명심하여 산업사회 이후 지속되어 온 악순환의 고리를 당장 끊을 수 있으면 좋겠다.

살충제 DDT가 처음 보급될 당시 인체에 해롭지 않다며 갓난아이에게 파우더처럼 DDT를 바르던 사랑이 과연 DDT를 해독시킬 수 있었을까? 해로움을 모르고 한 것은 순수한 사랑으로는 용서받을 수 있겠으나 독인 줄 알고 있는 오염식품을 거리낌 없이 아이에게 준다면 이는 무지의 사랑이 아니라 아동 학대이니 이런 경우에는 자식 사랑이 덜할수록 아이가 건강해진다. 아토피로 피부가 뒤집어지는 아이의 수저에 고기반찬을 올리고, 손에 유가공품을 쥐어주며, 패스트푸드점으로 발길을 향하면서 아토피를 고치려 이 병원, 저 한의원 다니는 것은 치료를 위한 정성과 사랑의 전부라고 여긴다면 천만의 말씀이다. 가려움으로 잠을 설치며 피부에 진물이 흐르는 아이의 모습이 안타까울수록 더욱 모질게 아토피 아이의 식탁을 단속해야겠다.

"무거운 돌이 연못에 가라앉았을 때 사람들이 연못 주위를 돌며 가라앉은 돌이 떠오르도록 해달라고 열심히 기도를 한다고 과연 그 돌이 떠오를 수 있겠습니까?"

세상은 인과의 그물로 촘촘히 짜여 있는 까닭에 뿌린 대로 거둘 뿐이어서 뿌리지도 않은 것을 얻으려 함은 불가능하다.

할머니가 손주의 손에 쥐어준 인스턴트 과자는 방부제, 첨가물이 들어간 불량식품일 뿐이지 할머니의 사랑으로 건강식품이 될 수 없으며, 가족의 건강을 위해 마련한 육류 유가공품은, 항생제로 가공된 오염 식품일 뿐이지 어머니의 정성으로 준비된 자연 식품이 아닌 것이다.

음식 관리 없는 치료는 밑 빠진 독에 물을 붓는 꼴인 것이다.

병원에 가게 되면 환자들은 흔히 의료인을 신으로 여겨 자신의 생명을 함부로 의탁하는 경향이 있다. 인체의 자연 치유력이 없다면 의료인은 결코 힘을 발휘할 수 없다. 진정한 신은 바로 환자 자신의 인체에 있고, 의료인은 그 신이 제대로 활동하도록 돕는 메신저일 뿐이다. 따라서 환자는 자신을 믿고 의료인의 견해에 따라야지, 의료인에게만 전적으로 의존하면 환자와 의료인 모두에게 큰 부담이 되는 것이다. 진정한 건강의 신인 자연치유력은 스스로 매일매일 반복되는 식사와 생활습관을 통해 만들어져 간다는 것을 상기해볼 때 우리가 하고자 하는 식생활에 대한 공부하는 모임은 혹시 병원에서 환자복을 입어야 할지도 모르는 우리들을 위해 좋은 기회다 싶다.

"나는 그에게 붕대를 감아 주었고, 신은 그를 치료했다." 이는 르네상스 시대의 가장 위대한 외과 의사였던 앙브로와즈 파레의 말이다. 즉, 이 말의 의미는 인간의 자연치유력을 강조하는 것이며, 우리 몸 안에 내재된 신의 힘, 즉 자연치유력의 위대함을 말하는 것이다. 우리가 식생활개선 운동을 통해 여러분을 "식의"의 길로 초대하는 모토이기도 하다.
건강의 비결은 병원이 아닌 식탁 위에 있다는 평범한 진리를, 약장에 진열된 약 이상으로 냉장고에 보관된 먹거리가 중요하며 의료인의 손에 쥐어진 청진기와 혈압기 이상으로 내 손에 잡힌 젓가락이 중요함을 무슨 무슨 병원의 누구누구 박사님에게 특진을 받는다는 얘기를 자랑삼는 우리 이웃에게 전해야 하리라.

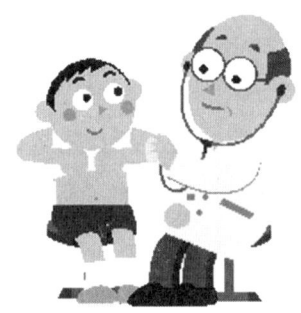

Chapter 11
6대 영양소

다음에 설명하는 영양소 중에서 1~3은 인간의 몸을 만들거나 활동에 필요한 에너지를 생성한다. 이것을 자동차에 비유한다면 "자동차를 달리게 하는 연료"라고 할 수 있다.

1. 탄수화물(당질)
몸의 에너지원이며 세포의 활동을 활발하게 해 준다. 그리고 근육과 뇌를 움직이는 에너지원이기도 하다. 주로 함유식품으로 밥, 빵 국수 등이 있다.

2. 단백질
몸의 살, 피부, 뼈, 머리카락을 만드는 원천이며 호르몬을 만들어내는 근원이기도 하다. 그리고 이것은 체내에서 만들어지며 몸의 여러 가지 작용을 촉진하는 물질이다. 주요 함유식품으로는 생선, 고기, 대두제품, 계란 등이 있다.

3. 지방(지질)

식품으로 섭취된 지방은 보통 지방세포에 축적되어 있다가 필요할 때마다 당질과 마찬가지로 에너지로 변환된다. 주요 함유식품은 버터, 샐러드유, 마요네즈 등이 있다.

다음의 4~6은 1~3의 물질을 몸속에서 잘 연소시키거나 몸의 여러 가지 작용을 조절하는데 있어서 없어서는 안 될 영양소들이다.

4. 비타민

몸속에서 일어나고 있는 생명의 여러 가지 화학반응의 흐름을 조정하는 물질이다. 다시 말해 몸의 여러 가지 기능이 원활히 이루어지도록 "윤활유" 역할을 하는 것이다. 주요 함유식품으로는 야채, 과일, 버섯류등이 있다.

5. 미네랄

몸속의 여러 가지 작용을 조절하는 효소와 호르몬의 원료가 되는 물질로 해수와 암석에 포함된 칼슘, 철 등의 미량원소를 말한다. 주요 함유식품에는 작은 물고기, 뼈, 해초, 야채 등이 있다.

6. 식이섬유

야채와 해초 등에 함유된 섬유질을 의미하는 것으로 장 속에서 유해물질을 흡수하거나 소화흡수의 스피드를 컨트롤 한다. 또한 배변을 정상적으로 만들어 준다. 주요 함유식품으로는 야채, 해초, 쌀겨 등이 있다.

Chapter 12
주요 미네랄의 생리적 작용

마그네슘 (Mg)

심장병 동맥 경화를 예방한다. 이것이 결핍되면 혈소판(혈액 중의 피를 굳히는 물질)이 달라붙기 쉽게 하므로 피가 쌓이기 쉽다. 또한 심장근육의 움직임에 나쁜 영향을 준다. 당분, 지방분, 단백질의 합성에 도움을 준다. 이것이 결핍되면 초조해지거나 사고력 저하를 일으키며 마그네슘을 충분히 섭취하는 것이 당뇨병 예방에 도움이 된다. 주요 함유식품은 참깨, 현미, 바나나, 살구, 사과, 두부 등이다. 마그네슘은 칼슘과 1:2의 비율로 섭취하는 것이 좋다.

칼슘 (Ca)

칼슘은 정신을 안정시킨다. 이것이 결핍되면 초조해지거나 불면증이 나타나며 스트레스를 견디지 못하게 된다. 칼슘은 근육의 움직임을 향상시키며, 결핍되면 손과 발의 떨림이나 경련이 일어나며 심장의 움직임에도 나쁜 영향을 미친다.

골다공증, 치주염을 예방한다. 혈액중의 칼슘과 인의 비율은 1:1이 이상적이며 인스턴트식품으로 인한 인의 과잉섭취는 칼슘이 혈액 중에 흘러가 버려 그만큼 여분의 칼슘이 필요하게 된다. 칼슘과 함께 마그네슘을 칼슘의 반 정도 섭취하는 것이 중요하다. 칼슘의 꾸준한 섭취는 심근경색 예방 등에 도움이 되며 대두, 팥, 풋콩, 참깨, 뱅어포, 우유, 정어리 등에 많이 들어 있다.

인 (P)

칼슘과 1:1의 비율로 섭취하는 것이 좋으며 칼슘과 비타민D와 함께 여러 가지 역할을 한다. 가공식품의 보존료, 캔 음료의 산미료, 육류 등에 상당한 양의 인이 함유되어 있다. 인을 과잉 섭취하면 칼슘부족을 일으켜 미네랄의 균형을 깨뜨리게 되므로 인은 부족보다 과잉섭취에 주의해야 한다. 주로 육류, 가공식품, 청량 음료 등에 들어 있다.

칼 륨 (K)

여분의 나트륨을 체외로 내보내는 작용을 한다. 따라서 나트륨의 과잉섭취는 칼륨 부족을 일으킨다. 칼륨은 세포의 안쪽에서 체액의 농도를 유지하여 나트륨에 의한 혈압상승을 방지하며, 체내에 불필요한 물질들을 제거하는 작용을 증진시킨다. 이것이 결핍되면 근육이나 장의 움직임이 나빠진다. 하지만 결핍되면 저혈당증, 당뇨병을 악화 시키며 설탕의 과잉섭취도 칼륨의 부족을 초래한다. 우유, 살구, 견과류, 바나나, 가다랭이 등에 많이 들어 있다.

철 (Fe)

동의 도움을 받아 적혈구 속의 헤모글로빈(산소를 운반하는 물질)을 만든다. 이것이 결핍되면 빈혈, 피로, 학습능력의 저하, 현기증, 얼굴이 창백해지는 증상이 나타난다. 철은 수은, 카드뮴 등의 중금속의 작용을 억제한다. 주요 함유 식품은 굴 등의 조개류, 마른 멸치, 견과류, 팥, 참깨 등이다.

나트륨 (Na)

지나치게 부족하게 되면 무기력, 식욕부진, 초조함 등이 나타나지만 현대인은 오히려 과잉섭취에 주의해야 한다. 특히 나트륨은 가공식품에도 식염의 형태로 다량 함유되어 있기 때문에 과잉섭취하기 쉬우며 나트륨을 과잉 섭취하면 칼륨의 부족을 초래하여 고혈압을 불러일으킨다. 감자칩 등의 스낵과자, 마가린, 햄, 소시지 등의 가공식품은 나트륨을 다량 함유하고 있으므로 주의해야 하며 조미료의 과다 사용에도 주의해야 한다. 식염, 갑각류, 베이컨 등에 많이 들어 있다.

동 (Cu)

철에서 헤모글로빈이 만들어지는 것과 몸에서 비타민 C를 이용할 때 도와준다. 동의 과잉 섭취는 아연의 부족을 초래하기 쉽다. 어패류, 녹황색 채소, 간, 견과류 등에 들어있다.

아연 (Zn)

상처가 낫는 속도를 빠르게 하고 성장을 촉진한다. 이것이 결핍되면 세포 분열이 일어나기 어려워지며 미각 이상이나 정력 감퇴 등이 나타난다. 스트레스에 강하고 활력 있는 몸을 만들며, 초조함과 암, 우울증, 간장의 질병, 당뇨병 등을 예방하고 수은, 카드뮴 등 유해 금속의 활동을 억제한다. 굴 등의 조개류, 말린 정어알, 대구알, 견과류 등에 많이 들어 있다.

크롬 (Cr)

당분을 분해하는 호르몬인 인슐린의 작용을 활발하게 한다. 따라서 당뇨병, 동맥경화, 고혈압 등을 예방한다. 식이섬유를 많이 섭취하면 장내 세균에 의해 크롬 화합물이 생성되며 이것이 인슐린의 작용을 좋게 한다. 밀 배아, 굴 등의 조개류, 닭고기, 간 등에 많이 들어 있다.

셀 레 늄 (Se)

항산화작용에 있어 비타민 E 등과 함께 과산화지질이 발생하지 않도록 한다. 이것이 결핍되면 동맥경화나 노화가 일어난다. 암을 예방하는 힘을 강하게 하며, 수은, 카드뮴 등 유해금속의 작용을 억제한다. 어패류, 간, 토마토, 브로커리, 우유 등에 많이 들어있다.

망 간 (Mn)

뼈를 만드는 기능과 효소의 작용을 강하게 한다. 이것이 결핍되면 골다공증이 된다. 견과류, 녹황색채소, 현미 등에 많이 들어 있다.

요 오 드 (I)

노화와 정력의 감퇴를 억제한다. 여분의 지방을 연소시켜 비만을 방지한다. 갑상선에서의 호르몬 합성을 높인다. 해초류, 어패류 등에 많이 들어 있다.

Chapter 13
주요 비타민의 생리적 작용

비타민은 우리 몸의 여러 가지 생리 조절에 없어서는 안 되는 필수영양소이다. 비타민은 크게 수용성과 지용성으로 나누게 되는데 지용성에는 비타민 A, D, E, K 등이 속하고 수용성에는 비타민 B군과 C가 속한다.

비타민 A
시각유지에 도움을 주고 상피세포 보호 기능도 있다. 결핍시 야맹증, 안구건조증, 피부병이 잘 생긴다. 동물의 간, 어유, 달걀, 우유, 버터, 치즈, 마가린, 녹황색 채소, 과일, 김 등에 들어 있다.

비타민 K
혈액응고 인자의 합성을 촉진하기 때문에 결핍시 혈액응고가 지연된다. 동물의 간, 녹황색 채소, 콩류, 곡류, 과일 등에 광범위하게 들어있고 과잉 섭취 시 황달이나 용혈성 빈혈이 생길 수 있다.

비타민 D
혈액의 칼슘 농도를 일정하게 유지시키는 기능을 한다. 결핍시 구루병 골연화증, 골다공증 등 뼈와 관련된 여러 가지 문제가 생기게 되는데 생선, 곡류, 버섯 등에 많이 들어 있다.

비타민 E
가장 중요한 기능은 항산화제로 작용한다는 점이다. 특히 세포막의 산화적 손상을 방지하기 때문에 결핍시 용혈성 빈혈이 나타나기도 한다. 곡류의 배아, 견과류, 씨앗, 녹황색 채소 등에 풍부하다.

비타민B군
비타민 B1 (티아민, thiamin)
열량 영양소인 탄수화물이 대사될 때 조효소로 작용한다. 결핍시에는 각기병, 말초신경염, 부종 등이 나타날 수 있다. 전곡, 강화된 곡류, 두류, 종실류, 견과류, 돼지고기 등이 있다.

비타민 B2 (리보플라빈, riboflavin)
에너지 대사 과정에서 산화, 환원에 조효소로 작용하며, 결핍 시 구순구각염, 눈병, 지루성 피부염, 신경계질병, 정신착란 등의 증세가 나타난다. 우유, 요구르트, 치즈, 육류, 달걀, 강화곡류 등에 들어 있으며 자외선에 약하므로 포장, 보관에 유의해야 한다.

나이아신 (niacin)

열량 영양소 대사 시 산화, 환원 반응에 조효소로 작용한다. 결핍 시 펠라그라라는 독특한 결핍증이 나타나는데 설사, 피부염, 정신질환을 겪을 수 있다. 버섯, 육류, 전곡류, 우유 등에 있다.

판토텐산 (pantothenic acid)

에너지대사에 필수적인 조효소, 지질, 신경전달물질 합성에 관여한다. 결핍증으로는 불면증, 두통, 위장장애, 피로, 신경염, 손발의 감각이상 등이 나타난다. 간, 육류, 가금류, 생선류, 버섯, 난류, 전곡 등에 있다.

비타민 B6 (피리독신, pyridoxine)

단백질 대사에 중요한 조효소로 사용되고 신경전달물질, 헤모글로빈 합성에 필요하다. 결핍되면 빈혈, 피로, 우울증, 불면증, 피부염, 현기증, 구각염, 구내염, 간질성 혼수, 말초신경 장애 등이 나타날 수 있다. 육류, 가금류, 생선, 배아, 전곡류 등에 많이 들어 있다.

엽산 (folate)

DNA 합성, 세포분열에 필수적이고, 아미노산 합성, 적혈구 성숙에도 관여한다. 결핍 시 빈혈, 설사, 설염, 성장장애, 정신적 혼란, 신경이상 등의 증세가 나타난다. 동물성 식품에는 거의 들어 있지 않고 녹색 채소, 곡류, 배아에 많이 들어 있다.

비타민 B12 (cobalamin)

아미노산 합성 및 엽산대사에 관여하고, 신경기능 유지에 필요하다. 결핍되면 빈혈, 신경장애, 허약감, 설염, 체중감소, 식욕부진, 소화불량 등의 증세가 나타나고, 육류, 가금류, 어패류, 우유 및 유제품 등에 들어있다.

비타민C

가장 많이 먹는 영양보충제인 비타민C는 항산화제, 콜라겐 형성, 혈관 보호, 면역기능 향상, 신경전달물질 합성, 스테로이드 합성, 철의 흡수, 상처회복, 엽산, 아미노산, 핵산, 콜레스테롤, 포도당 대사에 관여하는 등 여러 가지 기능을 갖고 있다. 신선한 과일, 채소 등에 있고 열에 의해서 파괴되기 쉽기 때문에 단시간에 조리하는 것이 좋다.

비타민H=비오틴(biotin)

에너지 생성, 포도당, 지방산, DNA 합성에 조효소로 사용된다. 당과 지방의 분해를 도우며, 이것이 결핍되면 피부염, 탈모증, 거식증, 경련, 뇌손상, 성장지연 피로, 우울증, 고콜레스테롤증을 초래하기 쉽다. 대머리나 백발을 예방하며, 장내세균에 의해서도 만들어지며 날계란의 흰자위는 비오틴의 흡수를 방해한다. 난황, 땅콩, 치즈, 간, 우유, 맥주효모, 현미에 들어 있다.

필수미량 미네랄

Antimony – 안티모니	Holmium – 홀뮴	Rhodium – 로듐
Barium – 바륨	Hydrogen – 수소	Rubidium – 루비듐
Beryllium – 베릴륨	Indium – 인듐	Samarium – 사마륨
Bismuth – 비스무스	Iodine – 요오드	Scandium – 스칸디움
Boron – 붕소	Iridium – 이리듐	Selenium – 셀레늄
Calcium – 칼슘	Lithium – 리튬	Silver – 은
Carbon – 탄소	Lutetium – 루테튬	Sodium – 나트륨
Cerium – 세륨	Magnesium – 마그네슘	Strontium – 스트론튬
Cesium – 세슘	Managanese – 망간	Surfur – 황
Chloride – 염소	Molybdenum – 몰리데늄	Tantalum – 탄타륨
Chromium – 크로뮴	Neodimium – 네오다이뮴	Terbium – 테르븀
Cobalt – 코발트	Nickel – 니켈	Thallium – 탈륨
Copper – 구리	Nitrogen – 질소	Thorium – 토륨

Disprosium – 디스프로슘	Oxigen – 산소	Tin – 주석
Erbium – 에르븀	Palladium – 파라듐	Titanium – 티타늄
Europium – 유로피움	Phosphate– 인산염	Tungsten – 텅스텐
Fluoride – 불소	Phosphorus – 인	Vanadium – 바나듐
Gadolinium 가돌리늄	Platinium – 플라티늄	Ytterbium – 이테르븀
Gallium – 칼륨	Potassium – 포타슘	Yttrium – 이테륨
Germanium–게르마늄	Praseodymium–프라세오다이듐	Zinc – 아연
Gold – 금	Rhenium – 레늄	Zirconium – 지르코늄

증상에 도움을 주는 미량 원소들

병 명	증상 및 주된 원인	효과적인 비타민, 미네랄, 기타
빈 혈	혈액 중의 적혈구가 감소	철, C, 동, 엽산, B12
당 뇨 병	혈액 속의 당을 효율적으로 연소시키지 못해 혈액소에 당이 쌓인다	B1, B2, E, C, 크롬 망간 (당분을 줄이고 식물섬유 많이 섭취)
두 통	두개골 내의 혈관의 수축, 확장 등	B1, B2, E, C, 칼슘, 마그네슘
위·십이지장궤양	위액과 점막의 균형이 깨져 위 및 장의 벽이 헌다	E, A, C 비타민 U
알레르기성 피부병	다른 종류 단백질로의 과민반응이 일어난다.	B5, B6, 망간, C(지방과 육류를 과잉섭취하지 않는다.)
심 장 병	심근에 혈액이 도달하기 어려워짐	E, C, B2, B1
뇌 졸 증	뇌혈관이 막히거나 파괴	E, C, 콜린 C, E (B1, B6, B12, 아연)
요 통	척추가 어긋나거나, 자세가 바르지 못함	-갑자기 오는 증상 C, E -스트레스성(좋은자세)
동 맥 경 화	과산화지질이 동맥 내벽에 쌓인다.	E, B2
불 면 증	영양부족이나 불균형	B군, C, 칼슘, 마그네슘, 아연 (설탕을 줄이고 식물섬유를 늘린다)
골 다 공 증	뼈에서 칼슘이 녹아나와 뼈에 구멍이 생긴다	D, C, 칼슘, 가벼운 운동
통 풍	혈중 요산치가 높아진다	엽산, B12(알콜 특히 맥주를 주의 한다.)
신 장 결 석	신장에 칼슘 알갱이들이 돌처럼 쌓인다	비타민C
치 질	항문 점막의 상처	A, C, E, 식물섬유, 아연, 망간
구 내 염	입 속에 작은 수포가 생긴다.	B2, B6
백 내 장	눈의 렌즈가 하얗고 탁하게 되어, 눈이 잘 보이지 않게 된다	C, B2

우 울 증	r-아미노낙산의 감소	B6,칼슘
만성관절류머티스	손마디 및 손목의 관절이아픔	C,E,아연,칼슘
자율신경실조증	쉽게 피곤해지며 의욕 및 식욕이 없고 두통과 현기증이 있다	비타민 전체의 결핍
곱 사 병	뼈가 약해져 부러지기 쉽다	D,햇빛을 자주 쬔다
야 맹 증	밤에 잘 보이지 않음	A
각 기 병	다리가 나른해지며 피곤해지기 쉽다	B1
피로,어깨결림	에너지의 연소를 효과적으로 한다	B1
기미,주근깨 없앰	피의 흐름을 좋게 한다	E(C는 예방의 효과 있음)

병 명	증상 및 주된 원인	효과적인 비타민, 미네랄,기타
노 화 방 지	혈관을 튼튼하게 하고 동맥경화 방지	E,C,B군,아연,마그네슘
머리회전을 좋게 한다	피로방지,집중력,의욕을 높인다	B1, B6, C, E, 칼슘, 칼륨, 비타민 전반 (설탕, 가공식품의 과잉섭취 주의)
배변을 좋게 한다	스트레스를 해소하고,식물섬유를 많이 섭취 한다	식물섬유를 섭취한다
스트레스를 해소한다	부신피질 호르몬의 생성을 활발하게 한다	B1, B6, C, E, 칼슘, 칼륨 비타민 전반 C
감 기 예 방	면역세포를 늘인다	E,A(점막을 튼튼하게 한다)
집중력을 높인다	에너지의 연소를 효과적으로 한다	B1,비타민 전체,칼슘,아연,셀렌(설탕 과잉섭취에 주의,식물섬유섭취)
생리통을 가볍게 한다	자궁의 근육통 및 여성호르몬의 불균형을 고친다	E, C, B6
암 의 예 방	유해산소 및 과산화지질의 발생 방지	A, C, E
생리통을 가볍게 한다	자궁의 근육통 및 여성호르몬의 불균형을 고친다	E, C, B6
근육 통증을 제거한다	에너지의 연소를 높이고 피로를 푼다	E, B1
담배의 해를 줄인다	다량으로 발생하는 유해산소 제거	C, A
갱년기장애 예방	자율신경을 정상으로 유지	E, C, 미네랄 전반
술로 인한 해를 줄인다	간 기능을 높이고 B1의 흡수력을 높인다	B1
간장을 튼튼하게 한다	간장에 과산화지질이 축척되지 않도록 한다	B군, A, C, E
정력을 높인다	뇌의 혈액흐름 원활하게	E, C, 아연
머릿결을 부드럽게	머리카락 및 피지호르몬 분비를 높여 산화방지	E
잇몸 출혈 방지	세포의 연결을 강하게 한다	C
피부를 아름답게	피부와 점막을 보호한다	A, C, E, 아연, B2, B6
냉 증 방 지	혈액의 흐름을 좋게한다	E, B8, 요오드
임신,수유 중 건강유지	칼슘 흡수를 좋게 하며 모유질을 높이고 트름을 고친다	D, C, B12, 엽산, B6, 미네랄 전반
노인치매방지	뇌 세포 세포막의 산화방지	B1, B6, E, C, B군, 칼슘, 요오드, 아연, 망간 (설탕 및 가공식품의 과잉섭취를 피한다)
어린이 성장 촉진	골격 및 뇌 기능을 높인다	B6, C(설탕의 과잉섭취 주의)

비 만 해 소	체내의 지방을 연소시켜 에너지로 바꾼다	식물 섬유의 섭취
골격 건강유지	칼슘의 흡수를 돕는다	D, C, 칼슘, 마그네슘
위장 건강유지	위장의 활동을 높인다	C, 식물섬유(가공식품, 동물성 지방의 과잉섭취를 삼가한다)
무좀, 사마귀 치료	피부의 상처를 없애고 튼튼하게 한다	C, A, E
고혈압의 방지	동맥경화를 억제하고 스트레스를 없앤다	E, B6, C, 칼슘, 마그네슘(식염을 줄인다
천식,대기오염으로부터 몸보호	알레르기 반응을 억제하고 점막을 보호한다	C, A, E, 셀렌, 아연
수술 후 조기 회복	상처를 빨리 낫게 한다	E, C, 비타민, 아연, 미네랄 전반

Chapter 14
위험한 환경

우리를 둘러싸고 있는 "위험한 환경"과 "위험한 식품"의 일부를 소개하고자 한다. 다음과 같은 점에 주의하여 보다 더 건강한 삶을 살 수 있도록 하자.

컵라면 식사를 피한다

컵라면에는 상당한 양의 유분, 염분, 합성첨가물이 들어 있다. 그러므로 컵라면을 자주 먹는 것은 생각해 볼 문제이다. 또한 컵라면의 용기에서 녹아나는 유해물질의 위험성에도 충분히 주의를 기울여야 한다. 컵라면에는 끓인 물을 붓기 때문에 용기에서 스틸렌 등의 유해화학 물질이 녹아나기 때문이다.

TV, 전자렌지, 휴대폰을 멀리한다.

"화면을 오랫동안 주시하며 TV를 보거나 컴퓨터를 조작한다."

"전자레인지로 음식을 데울 때, 전자레인지 가까이에서 그것을 계속 쳐다보고 있다"

"휴대폰을 장시간 사용한다"

이러한 행동을 통해 눈이 피로하거나 머리가 멍해지는 느낌을 받았던 적은 없는가?

오늘날 우리의 주변에서 눈에 보이지 않는 전자파가 떠돌아다니고 있기 때문에 우리의 눈이나 두뇌에 좋지 않은 영향을 미치고 있다고 한다. 그러므로 이러한 도구들을 사용할 때는 가능한 한 떨어져서 사용하는 것이 좋다. 특히 휴대폰은 발신시 강한 전자파가 나오기 때문에 주의해야 한다.

수돗물은 5분 이상 끓인다.

도시에서 사용하는 수돗물의 상당수는 "염소"를 대량으로 투입하여 정화시키고 있다. 흔히 "어항의 물을 갈 때는 수돗물을 받아서 곧바로 넣지 말 것"이라거나 "수영장에서 자주 수영하는 사람은 머리카락이 푸석푸석 해진다"고 하는 것은 "염소"때문이라고 할 수 있다.

특히 그 염소가 수중의 더러움과 결합되면 "트리한로메탄"이라는 발암물질로 변화된다는 것을 알고 있는가? 이러한 물질을 함유하고 있는 수돗물을 생수로 그냥 마신다는 것은 위험한 일이다. 따라서 수돗물을 마실 경우에는 5분 이상 끓이고 난 후, 차게 해서 마시는 것이 안전하다.

레몬차에 레몬 조각을 넣지 않는다.

수입레몬이나 바나나, 파인애플 등은 현지에서 완숙되기 전에 수확 된다. 그리고 수확 후에는 수송할 때 발생하는 곰팡이를 방지하기 위해 발암성의 우려가 있는 OPP(곰팡이방지제)등의 농약을 뿌려 출하 된다. 그러므로 이러한 과일의 껍질에는 고농도의 농약이 남아 있을 우려가 있다. 그리고 시판되는 레몬의 90% 이상은 외국산이기 때문에 커피숍에서 나오는 것의 대부분은 이러한 레몬이라고 할 수 있다. 그러므로 레몬차에 레몬 조각을 넣지 말고 즙만 넣어서 마시는 것이 안전하다.

캔 맥주를 주의하라

영국의 의학 잡지 "란세트"는 "알츠하이머병(노인성 치매증)은 알루미늄캔에서 녹아난 알루미늄에 의해 일어날 가능성이 높다"고 밝히고 있다. 또한 영국 왕립연구소는 "맥주의 당은 췌장암을 유발할 가능성이 있다"고 경고하고 있다. 그리고 덴마크에서는 환경오염과 자원의 낭비라는 측면에서 캔 맥주 판매가 금지 되어 있다.

치약의 계면 활성제를 주의하라

우리가 흔히 사용하는 치약에도 세탁용이나 세제처럼 계면활성제가 포함되어 있다는 사실을 아는가? 계면활성제라고 하는 것은 발암물질이 생성될 가능성이 높은 위험물질이다. 게다가 치약은 직접 입속에 넣는 물질이기 때문에 적은 양일지라도 삼킬 위험성이 있다. 그리고 계면활성제는 미각을 잃어버리게 하는 작용도 하고 있는 것으로 밝혀졌다. 그 증거로 대부분의 사람들은 이를 닦은 후에 음식을 먹으면 그 맛이 이상하게 느껴지는 경험을 하는 것이다.

Chapter 15

노출된 위험

　사람들이 점점 빠르고 쉽고 간단한 것을 추구하는 경향이 강해지면서 먹거리에도 많은 변화가 일어나고 있다. 즉, 가능한 한 간단히 먹을 수 있거나 아니면 금방 이용할 수 있는 식품이 인기를 끌고 있는 것이다.

　또한 그러한 식품을 제조하는 사람들도 가능한 한 빠르고 쉽게 요리할 수 있는 것, 싸게 만들 수 있는 것을 추구하기 때문에 우리의 몸에 좋지 않은 성분이 들어가는 경우가 많다. 물론 생활에서의 편리함만을 생각한다면 이러한 산업사회의 발전은 누구도 염려하거나 반대할 이유가 없겠지만, 식생활과 건강이라는 측면을 생각한다면 우리들에게 편리함을 담보로 위험을 강요한다고 할 수 있다. 그 중에서 다음과 같은 사례는 극히 일부에 지나지 않으며, 생활주변에 있는 식품산업과 관련된 위험들 중에 어떠한 것들이 있는지 생각해 보자.

1 인스턴트 라면에 첨부된 스프, 카레, 소스 등에는 상당한 양의 화학조미료나 식품 첨가물이 들어있다.

2 진공포장쌀밥, 식품, 햄, 소시지 등에는 몇 년 전에 수확된 오래된 쌀이나 소, 돼지 이외의 고기 등이 사용되는 일도 많다. 따라서 가공단계에서 냄새를 없애거나 맛을 내기 위해 화학물질과 화학조미료가 많이 쓰여진다.

3 양식어나 식,육용 동물(소, 닭, 돼지 등)의 사료에는 성장을 촉진시키기 위한 호르몬제, 질병에 걸리지 않도록 하는 항생물질 그리고 약 등이 많이 섞여있다.

4 계란 노른자의 색을 진하게 하기 위해 사료에 착색제를 섞는 경우도 있다. 이러한 계란의 영양가는 아무 것도 첨가하지 않은 계란의 약 삼분의 일 정도이다.

이러한 종류의 화학물질이 인체에 들어오면 대부분 간장에서 분해되지만, 그것을 분해하기 위해 간장에 엄청난 부담을 주게 된다. 또한 일부 유해물질 등은 체외로 배출되지 않고 서서히 몸속에 축적되기도 한다.

    요즘의 아이들이 좋아하는 메뉴는 햄버거, 햄, 만두, 토스트, 크림수프, 카레라이스, 볶음밥, 스파게티 등이다. 하지만 이런 음식은 대부분 동물성 단백질 중심의 고칼로리, 고지방 식사 메뉴이다. 따라서 요즘의 아이들은 비타민, 미네랄이 부족하여 안절부절 못하거나 성인병이 쉽게 발병하는 체질로 되어 가고 있다.

    특히 요즘 아이들의 식생활에는 다음과 같은 특징이 나타나고 있는데, 이것은 대단히 위험한 문제점을 내포하고 있다.

1 아이들이 좋아하는 반찬은 고유의 야채조림 등이 아니라 햄버거, 카레 등 육식 중심의 음식으로 변화되고 있다. 이러한 식사는 식이섬유의 부족, 동물성 지방이나 칼로리의 과다 섭취 등의 문제를 유발하며 암이나 비만 등의 원인이 되기도 한다. 또한 이러한 식사는 꼭꼭 씹어 먹지 않아도 먹을 수 있기 때문에 턱이나 뼈의 성장에도 좋지 않다.

2 어느 곳에 가던지 자판기가 설치되어 있기 때문에 청량음료나 캔 음료를 자유롭게 마신다. 하지만 청량음료를 많이 마시면 설탕을 지나치게 섭취하기 쉽고 비타민 부족을 일으키거나 당뇨병의 원인을 만드는 근원이 된다. 또한 청량음료에는 산화방지제 등의 식품 첨가제도 들어있기 때문에 과다섭취하면 문제를 일으킨다. 예를 들어 청량음료를 많이 마시면 그만큼 비타민 B1의 부족을 초래하게 된다.

3 식품 첨가물, 합성 착색료, 지방분, 당분, 염분 등이 많이 함유된 스낵 과자류, 패스트푸드 등을 쉽게 구입할 수 있다.

 이러한 식품은 그 자체만으로 칼로리가 충분하기 때문에 포만감을 느끼게 한다. 하지만 그것만으로는 비타민, 미네랄 부족을 일으키고 더불어 지방분, 염분 등의 과다 섭취는 고혈압이나 동맥경화의 원인이 되기도 한다. 실제로 요즘 아이들 중에는 이미 성인병에 가까운 증상이 나타나고 있는 아이들도 있다. 그리고 서서히 증가하고 있는 아토피성 피부염, 소아암 환자 등도 이러한 식사와 결코 무관하다고 할 수는 없다. 심지어 이러한 상황이 진행되면 아이들이 성장했을 때, 평균수명은 지금보다 20~30년 하향될지도 모른다는 예측도 나오고 있다.

Chapter 16
가려먹는 지혜

완벽한 단백질의 보고 달걀

　달걀은 우유와 더불어 "완전식품"이라고 하여 사람들에게, 특히 성장기의 어린이들에게 되도록 많이, 꼭 주어야 할 식품으로 알려져 왔다. 그러나 최근에는 이런 사실 자체가 의문시되고 있다. 여러 가지 임상 결과를 통해 달걀을 많이 먹는 사람들은 그렇지 않은 사람들에 비해 훨씬 체력이 약하고 고혈압, 당뇨, 빈혈 등 여러 가지 병에 걸리는 비율이 몇 배나 높은 것으로 밝혀졌기 때문이다. 식품의 독성을 연구하는 전문가들은 달걀만 끊어도 웬만한 성인병이나 면역체계 이상 증세가 훨씬 완화된다고 말할 정도다. 달걀은 과연 어떤 식품일까?

무엇이 문제일까요?

동물성 식품의 일반적인 문제점

일반적으로 동물성 식품은 식물성 식품보다 훨씬 더 많은 오염물질을 가지고 있다. 동물은 오염된 식물성 식품을 매일 먹는데, 영양분만 흡수되는 것이 아니라 오염물질도 흡수되어 완전히 배설되지 않고 체내에 쌓이기 때문이다. 오염된 모이를 먹는 요즘의 닭은 모이에 들어 있는 것보다 수십 배에서 많게는 수만 배 많은 오염 물질을 몸에 가지게 되는 것이다. 1999년 벨기에산 돼지고기, 닭고기, 달걀들의 다이옥신 파동은 다이옥신에 오염된 벨기에 산 사료에 문제점이 있었다.

오염된 사료를 먹는 닭

우리나라에서 나오는 달걀은 수입 사료를 먹고 자란 닭에서 나온다. 이들 사료의 원료에 정확히 어떤 것이 쓰이는 지는 우리나라에선 알 길이 없다. 다만 주성분인 단백질에는 어분, 아니면 대두박으로 사용한다는 것이 밝혀져 있고 그 외에도 방부제, 항생제, 성장촉진제, 안정제, 향료, 색소 등 많은 첨가물이 사용된다고 알려졌다. 어분은 사람들이 먹지 않는 잡어나 먹는 부분만 가공하고 남는 찌꺼기를 사용하는데, 대부분 심하게 오염되어 있는데다가 처리 과정에서 상하게 하지 않으려고 방부제를 많이 쓴다. 대두박은 식용유를 짜고 남은 찌꺼기인데, 식용유용 원료로 주로 유전자 조작콩을 쓴다는 것은 잘 알려진 사실이다.

생산 효율성만을 고려한 양계장

대부분의 양계장에서는 순전히 생산 효율성만을 고려하여 엄청나게 빽빽이 닭을 넣어 키운다. 어떤 생물이든지 한정된 공간에 지나치게 많이 살게 되면 서로 상대방을 약하게 만들어 쓰러뜨리고 자기만 살아남으려는 생존 본능에서 기인한 생물 독소를 발산하는데 이로 인해 양계장의 닭의 몸에 독소가 차게 되어 몸이 아주 약해지고 병균에 감염되기도 쉬워 전염병에 잘 걸린다. 이를 방지하기 위해 많은 항생제를 닭에게 투여하며 많은 살균소독제를 닭 사육공간에 뿌리지 않을 수 없다. 이런 약제들 역시 환경호르몬으로 닭이 상대를 약화시키기 위해 만들어냈던 생물 독과 함께 몸속에 축적되어간다.

오염물질의 농축덩어리

만일 닭고기에 문제가 있다면 달걀에는 더 많은 문제가 있다. 오염물질이 축적되는 정도는 쇠고기보다는 우유에, 닭고기보다는 달걀에 훨씬 많다. 왜냐하면 영양과 함께 오염물질도 농축되어 젖이나 알에 전달되기 때문이다.

어떻게 하면 될까요?

유정란을 먹자

유정란은 암컷과 수컷이 교미해서 낳은 것이고 무정란은 성숙한 암탉의 몸에서 수컷의 수정이 없이 배출되는 난이다. 유정란이 무정란에 비해 영양도 높지만, 무엇보다 생명에너지가 있기 때문에 좋은 먹거리이다. 무정란을 낳게 하는 시설은 닭을 밀집 사육하고 24시간 내내 불을 켜서 강제적으로 알을 뽑아내는 데 치중을 하므로 그런 곳에서 알을 낳는 닭은 스트레스와 병이 많아 수명이 짧다. 당연히 그런 닭의 고기는 물론 달걀에는 영양도 적을뿐더러 더욱더 많은 독소가 들어 있을 수 밖에 없다.

그러나 간혹 일반 양계 조건과 똑같이 기르고 주사기로 정자만 주입하는 경우가 있다고 하니 유정란이라는 상표보다는 건강한 환경에서 생산된 것인가를 확인해야 한다.

어떤 사료를 사용 하였는가

수입사료에 의존한 것은 앞서 말한 문제점이 있다. 최근에는 해초를 먹여 맛과 영양을 개선한 달걀들이 나오는데, 이것은 수입 사료만 전적으로 먹인 달걀들보다는 좀 낫다고 보아야 할 것이다. 그러나 안전한 달걀을 생산하는 농가에서는 풀과 곡식을 발효시킨 발효 녹초 등을 쓰고 있는데, 이런 것을 먹고 자란 닭의 달걀이 영양 면에서나 안전성면에서 훨씬 뛰어나다. 항생제, 성장촉진제 등 첨가물을 쓰지 않는 안전한 사료만 먹였다고 쓰여 있는 것을 고른다.

어떤 환경에서 키웠는가

일반적인 양계장의 상황은 닭에게는 끔찍한 고통으로 가득 찬 지옥이다. 닭이 큰 울타리 안에서 방목되어 키워지면 훨씬 건강해지므로 안전한 달걀을 낳을 것이다. 구하기 힘들기는 하지만 야산이나 초지를 막아 거의 자연 상태에서 닭이 자유롭게 교미하여 알을 낳은 것을 포장해서 파는 것도 있는데, 이런 달걀의 품질이 최상급인 것은 말할 필요도 없다.

궁금해요!

무정란과 유정란은 영양적 차이가 없다고 하는데?

무정란은 정자가 들었다는 것 말고는 전혀 차이가 없다는 전문가들의 말은 우리를 가장 혼란스럽게 한다. 각종 시험기구와 시약으로 유정란과 무정란의 차이를 구별해내지 못하고 영양학적으로 그 가치가 같은 것이라고 판정하면 모두 같은 것이 되는 것인가?

현대 과학기술과 영양학적인 식견으로 차이가 없다고 역설해도 유정란에서는 병아리가 나오고 무정란에서는 나오지 않는다. 이 차이를 어떻게 설명할 것인가?

닭은 왜 매일 알을 낳아요?

암탉은 교배하지 않아도 알을 낳을 수 있다. 여성이 배란을 하는 것과 같다. 사람은 한 달에 한 번 하지만 닭은 매일 한다. 이렇게 나온 것이 무정란이다. 그리고 수탉과 교배를 해서 나온 것이 유정란인데, 1번 교배하면 약 1달간 유정란을 생산할 수 있다.

유정란과 무정란은 어떻게 구별하나요?

손으로 알을 돌려 보아 잘 돌아가지 않는 것이 유정란이며 빙글빙글 잘 돌아가는 알이 무정란이다. 또한 소금물에 유정란을 넣으면 밑으로 가라앉지만 무정란은 수면으로 뜬다. 생명력이 있는 유정란은 활동성이 있어서 가라앉지만 생명력이 없는 무정란은 생명력이 정지되어 물 위에 뜨게 된다.

달걀에는 정말 콜레스테롤이 많나요?

달걀을 완전식품이라고 주장하는 학자는 노른자에는 콜레스테롤이 많지만 동시에 레시틴이란 성분이 콜레스테롤을 분해하여 에너지로 전환시켜 주기 때문에 매일 서너 개씩 먹어도 아무 지장이 없다고 말한다. 반면 달걀은 콜레스테롤뿐만 아니라 신진대사 장애물질인 아비딘, 안티트립신이 들어 있어 신경장애와 피부염을 일으키는 위험한 식품이라고 주장하는 학자도 있다. 똑같은 것을 두고 이런 상반된 주장이 나오는 것은 달걀 속에는 사람에게 좋은 성분, 나쁜 성분이 함께 공존하고 있다는 이야기이다. 과하면 뭐든지 문제가 될 수 있다. 특히 달걀은 알러지의 원인으로도 지목받고 있고, 아이들이 먹는 가공식품에는 달걀을 이용한 제품이 많으니 이것까지 감안해서 식단을 짜야 한다.

실베스터 스탤론의 달걀과 생물 독성

록키시리즈로 유명한 실베스터 스탤론이 록키3를 촬영할 때의 이야기이다. 스탤론이 힘을 내기 위해 15개의 날달걀을 한꺼번에 풀어 들이키는 장면이 있다. 이 장면을 찍은 후 스탤론은 약 2주간 몸이 아파 드러누워 촬영을 하지 못했다고 한다. 달걀처럼 문제가 많은 식품을 날것으로 한꺼번에 그렇게 많이 먹은 결과라고 분석하는 이들도 있다. 왜냐하면 날달걀에는 생물독이 많이 들어 있기 때문이다.

Chapter 17
잘못된 식생활 - 묵은 밀가루

밀을 주식으로 하는 서양 사람들은 우리나라 밀가루 식품의 유통과정을 이상하게 생각한다. 새벽에 구운 빵은 그 날 안에 모두 파는 외국에서는 통조림처럼 상점에 진열되는 우리의 제빵이 용납되지 않는 것이다. 이처럼 오래보관이 가능한 것은 수입 밀가루에 방부제가 사용되기 때문이다. 이 수입 밀가루에는 장기간의 저장을 목적으로 살균제, 살충제가 들어가니 살균제로는 구아자닌, 디페노코나졸, 카벤다짐 등이 살충제로는 메치오카브, 벤디오카브 등이 쓰인다. 일본에서는 밀가루에서 살충제인 레르단이 검출되어 파문이 일었었고, 우리나라에서도 지난 1993년 목포와 부산에 들어온 미국, 호주산 수입 밀에서 허용 기준치의 132배에 달하는 농약이 검출되었었다.

방부제가 들어가는 수입 밀가루로 만들어지는 식품 역시 오염에 노출되어 있다. 방부제가 몸에 좋을리 없음은 상식이니, 특히 장에 영향을 끼쳐 인체의 면역력을 떨어뜨린다. 방부제 식품을 즐기는 사람들의 장이 나쁨은 당연한바 갈수록 대장암, 직장암 환자가 급증하는 것은 지나친 육류 섭취뿐만 아니라 수입 밀가루 식품에도 그 원인이 있음을 의심해 본다. 수입밀가루 소비가 늘어가면서 점차 우리의 장은 굳어가고 있다고 하겠다.

따라서 우리 밀이 수입 밀에 비해 비싸긴 하지만 건강을 생각한다면 그 선택에 있어서 망설여서는 안 된다. 오히려 우리 밀의 가격이 제값인 셈이니 아무리 싸다고 오염된 수입 밀을 먹을 수는 없는 것이다. 봄에 파종하고 가을에 수확하는 수입 밀에 비해 우리 밀은 가을에 파종해서 봄에 수확하기에, 잡초나 해충의 피해가 심한 여름을 피하므로 살균제, 살충제 같은 약을 칠 이유가 없다. 그리고 종자나 재배되는 토양과 기후가 다르기 때문에 우리 밀이 영양학적으로 더 우수하고 안전하다고 한다. 강원대 최면 교수의 실험에 의하면, 우리 밀은 수입 밀보다 인체면역기능이 두배나 높다고 나타났다. 그러나 자연 상태의 육류라 할지라도 지나친 섭취는 바람직하지 않듯이 우리 밀이 수입 밀가루에 비해 영양이 많고 안전하다 하더라도 묵은 밀가루 음식은 열과 독이 있고, 풍을 통하게 한다. 묵은 밀가루는 바로 제분해서 만들지 않은 밀가루, 즉 유통 기간이 긴 밀가루가 여기에 해당되겠다. 따라서 살균제, 살충제의 오염 문제가 아니더라도 묵은 밀가루 섭취는 몸에 좋지 않다. 서양과 달리 우리나라는 긴 유통 과정을 통해 수입되는 묵은 밀가루의 열, 독, 풍을 조심해야 한다. 고혈압이나 중풍환자들은 유달리 가루음식을 즐겨먹는 습관을 갖는데 모든 병의 대부분의 원인이 식생활과 관련이 있다는 말의 의미가 깊다.

서양인의 조로, 즉 나이 마흔만 넘으면 피부가 축 처지는 현상의 원인을 묵은 밀가루에서 찾을 수 있다. 묵은 밀가루는 역, 독, 풍의 성질로 인해 축 처지는 성질이 있으니 피부뿐만 아니라 근육, 심지어는 몸속의 내장까지도 처지게 한다고 할 수 있다. 밀가루를 즐기는 사람은 얼굴에 표시가 나는데 탄력 없이 밀가루 반죽처럼 늘어지는 피부를 보면 몸 전체의 상태가 바로 파악된다. 묵은 밀가루로 인해 늘어진 위와 장 그리고 자궁은 소화 기능과 흡수 기능, 생식 기능을 올바르게 수행할 수 없는 법이니 만성 소화 장애, 만성 장 질환, 생리통, 불임 등의 원인이 묵은 밀가루에도 있다는 주장을 눈여겨 생각해 볼만하다.

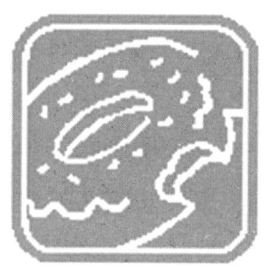

Chapter 18
식품 첨가물

　현재 우리나라에서는 화학 합성물, 천연 첨가물, 혼합제제 등 모두 614종에 달하는 식품 첨가물이 사용되고 있다.

　식품 첨가물이 먹고 나서 당장 병이 되지는 않는다지만 만성독성은 없는지, 돌연변이를 일으키지는 않는지를 실험하려면 쥐를 대상으로 할 경우 한 물질에 4년이라는 시간과 10억원의 연구비가 든다고 한다. 현재 사용되는 식품첨가물이 614 종류중 그러한 신중한 검사를 거친 것이 몇 종류나 될지 모르겠다.

　집 근처에 화학물 처리공장이 들어선다면 누구나 반대할 것이다. 그런데 인스턴트로 인해 자신의 뱃속에 화학물이 쌓이고 있는 줄은 모르고 있는 것이다.

이러한 먹거리 공해 속에서 건강을 지키는 궁극적인 대책은, 소비자들이 좀 비싸더라도 유기농산물과 건강한 먹거리를 애용하여 우리 농민과 식품산업의 생산자들로 하여금 인위적인 조작의 수고로움에서 벗어나 유기농으로 많은 수익을 올릴 수 있도록 하는 것이다. 유기농을 하는 농민들은 "음식으로 못 고치면 약으로도 못 고친다."는 히포크라테스의 얘기를 생각해볼 때 넓은 의미에서 의료인이라 할 수 있다 하겠다.

다음의 구체적인 음식물로 첨가되는 첨가물들의 내용을 보면 도저히 인스턴트를 먹을 기분이 나지 않는다.

방부제 : 소르빈산칼륨, 프로피온산나트륨, 벤조산나트륨, 살리신산, 디하이드로초산나트륨 같은 방부제는 세균의 성장을 억제하거나 식품의 부패나 변질을 방지하기 위해 첨가하는 화학 물질로 치즈, 초콜릿, 음료수, 칵테일, 고추장, 자장면, 마가린, 빵, 단무지, 오이지, 생선묵, 햄, 간장 등 거의 대부분의 가공 식품에 사용한다. =)발암물질의 하나로 중추 신경을 마비시키고 간에 악영향을 주며, 출혈성 위염을 유발할 수 있다.

살균제 : 어육 제품을 살균하는 화학물질로 두부, 어육제품, 햄, 소시지 등을 가공하는데 식품을 살균하기 위해 사용한다. =)피부염, 고환위축, 발암성, 유전자 파괴

산화방지제(BHA, BHT) : 기름이나 유제품이 상하는 것을 막기 위해 널리 쓰이며 음식 포장제로도 사용된다. 임신한 쥐에게 이 물질을 투여하면 뇌 효소의 활동이 50%나 떨어지는 새끼를 낳는다는 실험 보고도 있을 정도로 신경 자극의 전달에 치명적인 물질이다. 산소에 의한 지방이나 탄수

화물 식품의 변질을 방지하기 위해 광범위하게 사용된다. =>발암성

착색제(타르색소) : 인공적으로 색을 내게 해주는 물질로 치즈, 버터, 아이스크림, 과자류, 캔디, 소시지, 통조림, 고기에 쓰이며 식품의 색을 보기 좋게 하기 위함이다. =>간, 혈액, 콩팥, 뇌장애, 발암성

발색제(아질산나트륨, 아초산나트륨) : 식품의 색을 선명하게 하는데 사용하는 물질로 수입고기, 햄, 소시지, 통조림, 고기에 쓰이며 식품의 색을 보기 좋게 하기 위함이다. =>간암, 헤모글로빈 빈혈증, 호흡기능저하, 급성구토, 발한, 의식불명

탈색제(아황산표백제) : 식품의 색을 하얗게 만드는 화학물질로 과자, 빵, 빙과류에 널리 사용된다. =>기관지염, 천식, 위점막 자극, 신경염, 순환기 장애

감미료 : 설탕의 수백 배의 단맛을 내는 화학물질로 과자, 빵, 빙과류에 널리 사용된다.

화학조미료 : 일명 MSG라고 불리는 글루타민산나트륨은 패스트푸드나 가공식품, 통조림 식품에 쓰이는 가미제로 빈속에 3~5g 이상 섭취하면 약 15분 얼굴 경련, 가슴 압박, 불쾌감 등이 1~2시간 지속될 정도로 독성을 갖고 있다. =>뇌혈관 장애, 성장호르몬, 생식기능, 갑상선 장애

안정제 : 고체와 액체가 분리되지 않도록 결합시키는 물질로 아이스크림, 초콜릿, 치즈, 냉동빵, 과일통조림, 맥주 등에 널리 사용하고 있다. =>중금속 배출을 방해함

세상이 모두 오염되어 순수한 물과 땅, 공기도 안심할 수 없으므로 별 나게 음식 가릴 필요가 있겠느냐는 것은 도둑에게 한쪽 주머니 지갑이 털 렸다고 다른 쪽 주머니 돈마저 순순히 내어 주자는 상식 이하의 말이다. 아무리 철저히 가려도 오염 물질이 인체에 침투하는 것은 사실이나, 인체 스스로 정화시킬 수 있는 범위 내의 문제는 자체 해독이 가능하므로 결국 식생활 개선이란 오염물의 원천적인 차단을 의미하는 것이 아니라 인체 정화가 가능한 기준치 이하로 줄여 그 축적을 막는 것이다.

아무생각 없이 하루의 식사를 밖에서 하게 된다면 정부가 허가해준 80 여종의 식품 첨가물들을 대책 없이 매일 먹게 된다니 80종의 식품첨가물 이 들어 있는 하얀색의 결과를 알 수 없는 약병들이 밥상위에 보이지 않 게 숨겨져 있다는 것을 한번쯤 되뇌어 생각해본 사람들에겐 참으로 당혹 스러운 일임에 분명하다.

식생활개선의 결과는 나이 50세 이후 성인병의 유무로 나타나므로 자 칭 건강하다는 사람들도 알고 보면 혈압 약, 당뇨 약 등을 복용하는 경우 가 허다하므로 속단할 일이 아닌 것이다.

Chapter 19
근대화 된 영농

 농약을 살포한 콩나물이 문제가 되어 콩나물 수요량이 격감했다는 사실이 크게 보도된 적이 한 두 번이 아닌 듯 하며 끝내는 콩나물이 식품이 아니라 농약의 기준치 허가가 비교적 높은 농산물로 바뀌었다니 아연실색할 노릇이다. 농약 공해는 농산물을 생산하는 농민과 이것을 소비하는 도시민 등 이중으로 피해를 준다.

 농약중독을 경험한 농민이 82%에 이르고, 농약 중독 발생률이 미국 등 선진국보다 1백 배 높다는 조사가 보도된 적도 있다.

 농약 살포철에 농촌에 가보면 도시의 대기오염은 비교도 안된다. 농약 냄새 때문에 골치가 아파 견딜 수가 없는데, 이 맹독성 농약을 사과밭에는 한철에 20회 이상, 벼는 15회 이상, 오이, 고추 등에는 10회 이상 살포

해야만 농사를 지을 수 있다고 하니 여간 심각한 것이 아니다.

　오늘날 근대화된 영농법은 화학비료와 농약으로 토양을 무자비하게 착취하는 그리고 미생물과 벌레 등 자연계 생물을 모두 죽여버리는 "죽임의 농법"이다. 근대화된 영농은 과연 누구를 위한 것이고 무엇을 위한 것인지 한번 생각해볼 문제임에 분명하다.

　농업의 근대화란 경작기계와 화학비료, 그리고 살충제로부터 제초제에 이르는 각종 농약, 이 세 가지를 병용하는 것을 뜻한다.

　화학비료로 키운 토마토나 오이는 퇴비로 기른 야채에 비해 비타민이 절반밖에 들어 있지 않다. 그런데 비닐하우스에서 기른 토마토는 직사광선을 쬐지 않아서 땅에서 재배한 야채에 비해 비타민이 절반 이하밖에 들어 있지 않다. 그렇다면 비닐하우스에서 화학비료를 주어 기른 토마토는 땅에서 퇴비로 기른 토마토에 비해 비타민이 4분의 1밖에 들어있지 않다는 결론이 된다. 과연 이런 토마토나 오이를 건강한 식품이라 할 수 있으며 누구를 위한 식품이라 할 수 있을까?

　우리가 잊어서는 안 될 것은 도시 사람들은 오늘 이 시간에도 농약을 뒤집어쓴 야채를 계속해서 먹고 있다는 사실이며, 농약은 2차 세계대전 당시 살상을 목적으로 하는 독이었다. 염소계 농약은 인간의 체내에 들어가면 밖으로 배설이 잘 안되어 몸 안에 그대로 쌓인다는 것이다. 즉 생체 농축이 되는 것이다. 즉 대부분의 농약은 2차 대전때 독가스로 개발된 것을 새로이 응용해서 만든 것이다. 제초제가 얼마나 무서운지는 월남전이 끝난 지 30여년이 지난 지금까지도 월남에서는 기형아가 급증해, 임신한 주부들이 기형아를 낳을까봐 노이로제에 걸릴 정도라니 그 해독의 정도를 알 수 있을 것이다.

원래는 씻으면 없어질 천연 살충제도 효력증강과 비가 오면 농약이 작물에서 씻겨져 가는 것을 방지하기 위해서 작물에 더 깊이 침투시키기 위해 계면활성제를 섞어서 사용하기 때문에 씻어도 없어지지 않는 것이다.

정상적인 사람이 하루에 섭취하는 식품첨가물은 농약 말고도 70~80가지나 된다고 하니 여기다 농산물을 통해 섭취하게 되는 농약을 더해보면 오늘날 현대인들이 건강하지 않은 데에는 다 이유가 있는 듯하다.

우리나라는 땅덩어리가 좁아 주어진 면적에서 생산성을 극대화 하기 위해 어느 정도의 농약을 사용하는 것은 사실상 불가피한 일이다. 1998년 환경부가 발표한 "OECD" 환경지표에 따르면 한국은 논, 밭 등 경작지 평방 km당 연간 농약을 1.3t을 사용해 29개 회원국 평균치 0.2t의 6.5배에 달했고 일본(1.4t)에 이어 2위를 기록했다. 일본의 경우 농약으로 농림성에서 허가해준 살충제, 제초제의 수는 전부 4백종 이상이 된다고 하니 우리나라 또한 이에 못지 않으리라 생각된다. 우리나라의 농약 사용 강도는 특히 농산물 수출국인 미국(0.2t), 캐나다(0.1t), 덴마크(0.2t), 프랑스(0.4t) 등보다 월등히 높은 편이다. 이렇게 지나치게 농약에 의존하게 되면 결국 지하수와 토양을 오염시키게 되고 결과적으로는 환경 파괴로 이어져 땅은 물론 사람까지 살 수 없게 된다.

야채나 채소는 수확하기 전까지 제초제를 비롯한 살충제와 병충해 방지제를 수차례나 살포한다. 재배기간을 단축하고 생산비를 줄이기 위해 성장 촉진제를 사용하는 일도 흔하다. 농약이 인간에게 미치는 나쁜 영향들은 차치하고라도 생명력이 죽어버린 땅에서 자란 곡식이나 채소는 이미 생명력을 상실한 것이다.

천여년 전의 볍씨가 최근에 발견되어 땅에 뿌렸는데 싹이 나왔다는 뉴스가 있어 벼의 수명이 얼마나 긴가를 입증했다고 하는데 어찌된 일일까, 화학비료를 쓴 벼는 3년만 지나도 싹이 트지 않는다니 흙이 죽어서 작물 또한 수명이 짧아지고 말았다고 할 수 밖에 없다.

생산자는 소비자의 삶을, 소비자는 생산자들의 삶을 보장해주는 공동체적인 삶, 이러한 가치관이 뿌리박히지 않는 한 우리들의 식탁은 여전히 안심할 수 없는 불안한 식탁이 될 것이다.

벌레 먹은 야채나 과일들을 소비자들이 사서 먹는다면 농촌사람들은 그들이 먹고 있는 것과 같은 야채를 점포에 내놓을 것이다. 꼬부라진 오이도 죽 곧은 오이와 같은 값으로 사간다면 농약을 쓰지 않는 야채가 머지않아 소비자 여러분의 식탁에 오르게 될 것이다. 수요가 공급을 부른다고 하지 않던가.

식생활 개선을 통해 건강한 먹거리의 중요성을 생각하는 주부들이 하루속히 늘어나기를 기대한다. 이러한 우리의 식생활 개선운동은 몸을 만드는 근본적인 재료인 건강한 먹거리를 만드는 건강한 식품산업과 영농에 대한 수요를 만들기에 충분하며, 이러한 자각운동은 우리들 자신의 건강한 자손을 기대하기 때문이기도 하다.

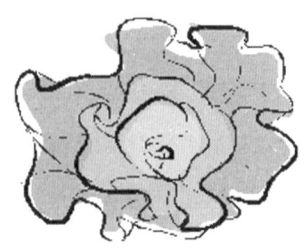

Chapter 20
가장 중요한 기관

　어느 날 인체의 여러 기관들이 모여 회의를 하게 되었다. 문을 잠그고 진행된 회의의 내용은 다음과 같았다. 인체 중 어느 부위가 가장 중요한가를 결정하기 위하여 격렬한 토의가 진행되었다. 먼저 두뇌가 이렇게 말했다. "나 없이는 아무것도 이루어지지 않는다." 그러자 심장이 말했다. "나 없이는 피를 보낼 수가 없어서 너는 기능도 하지 못해" 팔이 웃었다. "너희들 둘 다 틀렸어. 나 없이는 음식을 먹을 수가 없어서 너희들이 아무 일도 할 수가 없게 돼" 위장이 말했다. "나 없이는 음식물이 소화가 되지 않아." 그러자 허파가 큰 소리를 내질렀다. "나 없이는 너희들은 숨도 쉬지 못해" 눈이 반짝이면서 이렇게 말했다. "나 없이는 볼 수가 없어" 신장이 콧방귀를 끼면서 이렇게 말했다. "나 없이는 해독도 안되고 배설도 되지 않아" 그러자 대장이 온순한 태도로 말하였다. "나는 중요해. 너희들에게서 나오는 모든 노폐물을 배설시키려면 내가 있어야 돼" 그러자 모두가 웃으면서 그를 놀려 대었다. "네가 어떻게 우리들만큼 중요할 수가 있니? 너는 냄새가 나는 오래된 하수구일 뿐이야." 불쌍한 대장은 속이 상했다. 그는 자리를 뜨면서 그들에게 보여주어야겠다고 생각하게 되었다. 그는 일을 쉬어 버렸다. 그는 뒤에 앉아서 무엇이 일어나는가를 지켜보았다.

두뇌는 마취가 되어버렸다.
심장의 맥박이 약해지고 불규칙적으로 일어나게 되었다.
팔은 약해져서 움직일 수가 없게 되었다.
폐는 숨이 약해졌다.
눈에는 뿌연 것이 끼었다.
신장은 달아나 버렸다.

그러자 대장이 죽 둘러본 후에 다시 모임을 가질 때라고 결심하게 되었다. 이번에는 모든 기관들이 생기를 갖게 되었으며 모두들 이렇게 의견을 모았다. "그래, 대장이 가장 중요한 기관이야."라고....

Chapter 21
깨끗한 장을 유지하기 위한 식습관과 요리법

 우리는 선호하는 음식이 각기 다르기 때문에 모든 사람에게 획일적인 영양 식단만을 강요하는 것은 불가능하다. 그러나 다음에 제시하고 있는 내용은 장을 깨끗하게 유지하기 위한 식단을 짤 때 기본적으로 고려해야 할 상황이다.

 1. 아무것도 첨가하지 않은 순수한 물을 충분히 마실 것. 아직 정수 시설이 없다면 대개의 경우 수돗물을 그냥 마시는 것이 물을 전혀 마시지 않는 것보다 낫다.

 2. 신선한 야채를 충분히 먹을 것. 야채는 소화되기가 쉽고 필수영양소와 섬유질을 많이 함유하고 있다. 야채쥬스야 말로 아주 훌륭한 장 세척제이다. 물론 유기농으로 재배한 채소를 선택하는 것이 좋다.

3. 신선한 과일을 충분히 먹을 것. 과일에는 비타민이 많고 소화도 되기 쉬우며 몸을 깨끗하게 해준다. 만일 당신이 저혈당증이거나 탄수화물 내성결핍인 경우에는 바나나, 멜론, 대추 야자열매, 포도 같은 단 과일을 최소한으로 제한하도록 한다.

4. 가능하다면 도정하지 않은 상태의 완전곡식을 먹을 것. 도정하지 않은 곡식은 섬유질을 많이 함유하고 있으며 단백질과 탄수화물, 비타민, 미네랄, 천연지방이 균형을 이루고 있다.

5. 곡식과 콩, 씨앗이 발아한 싹을 더 많이 먹을 것. 이런 것들은 효소, 단백질, 섬유질의 훌륭한 공급원이 된다. 게다가 비타민과 미네랄도 덤으로 담겨 있다. 이들은 "살아 있기" 때문에 인체 내에서 소화되기 쉽다. 만일 당신의 소화기가 약한 경우라면 생식을 할 수 없을지도 모른다. 그럴 때는 발아 식물과 야채, 과일 등을 데쳐서 소화되기 쉽게 한 다음 섭취하는 방법이 있다.

6. 콩 제품을 충분히 먹을 것. 콩에는 단백질과 섬유질이 많이 들어 있으며 훌륭한 곡물대용 식품이다. 장수 마을의 주장을 따르면 콩을 조리할 때 냄비 바닥에 해초를 몇 장 깔고 요리하면 소화시 가스가 나오는 것을 막을 수 있다고 한다. 말린 콩은 반드시 물에 불린 뒤 그 물을 따라 버리고 가볍게 헹구도록 한다.

7. 유기농으로 재배한 견과류와 씨앗을 익히지 않은 상태로 먹을 것. 이들 식품에는 단백질, 지방, 미네랄이 많이 함유되어 있다. 영양이 집중되어 있는 식품이기 때문에 알맞은 양을 먹는 것이 좋다. 견과류는 발아

할 수 있는 배아를 함유하고 있다. 예를 들어 껍질에 싸여 있는 해바라기 씨는 풀처럼 자랄 수도 있다. 해바라기 씨로 맛있는 견과가 발아하는 재미를 느낄 수 있다. 아몬드, 헤이즐넛, 그리고 그 해바라기 씨를 하룻밤정도 깨끗한 물에 불려 껍질을 벗겨내면 소화하기가 더욱 쉽다. 마찬가지로 유기농법으로 재배한 견과류가 농약을 뿌려 기른 경우보다 훨씬 건강에 좋다. 견과류는 지방성분이 많기 때문에 밀봉해서 냉동고에 저장하여야 썩은 냄새가 나지 않는다,

8. 요구르트, 버터와 같은 발효 유제품을 많이 먹을 것. 본인이 유제품 알러지가 있는지 없는지 확실치 않을 때는 일단 작은 용기에 든 제품을 선택해서 테스트를 해본다. 발효식품은 우유보다 소화되기가 쉽고 장에 좋은 유산균을 함유하고 있다. "살아 있는 배양균"이라고 쓰여 있는 제품이 유기공법으로 생산된 저지방 제품이라는 사실을 명심할 것.

9. 생선을 먹을 것. 생선에는 단백질과 필수지방산이 많이 들어 있다. 하지만 지구가 점점 오염되다 보니 생선에 들어 있는 독성 물질에 대한 우려(특히 임산부의 경우)가 높아지게 되었다. 일반적으로 바다 생선에는 독성을 함유한 셀레니움이 다량 들어 있고 이것이 인체에 나쁜 영향을 미친다. 청결한 식품을 원한다면 양어장에서 양식된 생선을 구입해도 된다. 다만, 어시장에 전화를 해서 양식생선에 어떤 먹이를 주는지 알아보도록 한다. 만일 고등어, 청어, 대구 그외 다른 생선으로 만들어진 사료를 먹인다며 안심해도 된다. 하지만 곡식이나 닭고기를 먹인 생선이라면 사지 않는다.

10. 균형잡힌 영양을 위해 매일 아마인 오일, DHA, EPA 같은 오메

가-3 필수지방산과 섬유질 보조 식품을 섭취 할 것. 본인이 아무리 신중하게 식단을 짠다고 하더라도 현대의 식품이 건강에 필요한 모든 영양소를 공급해주지는 않는다.

Chapter 22

완전 곡류를 먹어야 하는 이유

세계의 장수촌임을 자랑하는 파키스탄의 훈자지방, 남미의 비르카빔바, 코카사스 등에는 모두 여러 가지 곡물을 섞어 먹어왔으며, 완전 곡류를 먹어야 하는 이유는 다음과 같다.

완전곡류는 비타민 E를 비롯해서 비타민 B군의 여러 비타민이 들어있다. 그리고 셀레늄, 칼륨, 칼슘, 마그네슘, 철, 망간, 크롬, 아연 등 미네랄이 들어 있다. 뿐만 아니라 정제된 곡물에는 부족한 필수아미노산과 필수지방산이 풍부하다. 그리고 무엇보다도 섬유질이 풍부하다. 이러한 값진 영양성분들은 대체로 곡물의 배아부분이나 외피 및 호분층에 밀집되어 있다. 정백가공에 의해 이 값진 영양을 담고 있는 부분이 겨로 벗겨져 버린다.

곡물의 외피야말로 섬유질이 풍부한 부분이다. 섬유질 정도는 야채나 과일로 보충하면 된다는 생각은 잘못이다. 19세기부터의 식품 중의 섬유질의 변화 및 영국인의 섬유질 섭취량의 변화 등 건강과의 관계를 장기적인 안목에서 분석 평가한 영국 학자들의 연구 조사는 곡물에서의 섬유질 부족이 현대적 식생활의 문제점이라고 지적 하고 있다. 식사에서의 섬유질 섭취량의 변화를 조사한 결과를 보면, 19세기 이후로 섬유질의 총량은 별로 감소되지 않았다. 그러나 곡물의 섬유질은 밀가루가 곱게 빻아지면서 크게 감소되었다. 이런 점에서 볼 때, 결국 열쇠는 곡물의 섬유질인 것이다. 야채를 충분히 먹으라는 것은 옳다. 그것은 섬유질 보다는 비타민이나 미네랄 때문이겠고 곡물의 섬유질이 야채의 섬유질 보다 더 절실히 필요하다.

암이나 공해 물질에 대한 대책으로도 완전곡류가 절실히 필요하다. 완전 곡류에는 칼슘, 마그네슘, 셀레늄, 비타민 B17, 비타민 B15, 비타민 E, 섬유질 등 암 예방에 관한 영양이 들어있기 때문이다. 섬유질은 발암물질을 비롯하여 중금속, 콜레스테롤, 중성지방, 담즙산등을 흡착하여 체외로 배설하는 성질이 있다.

칼슘은 중금속이 뼈 조직에 침착되는 것을 억제하며, 셀레늄과 비타민 E는 중금속이나 오염물질을 무해한 것으로 만들어 몸 밖으로 쫓아보내는 효소의 원료가 되거나 반응의 촉매제가 된다. 미국에서는 최근 흑인 암환자 증가가 심각한 사회문제로 부각되었는데, 그 이유는 흑인들은 다른 사람들이 싫어하는 화학공장 현장에서 유독 약품에 노출되는 기회가 많은 일들을 하기 때문이라고 한다. 이런 종류의 발암물질이 증가하는 현대의 생활환경에서는, 빨리 이것들을 몸 밖으로 쫓아내는 것이 절대적으로 필요할 것이다. 섬유질과 비타민 그리고 미네랄이 풍부한 완전곡류가 필요한 이유는 바로 여기에도 있다.

완전곡류와 정백가공 곡물의 비타민과 미네랄 등 미량영양소의 비교를 보면 다음과 같다.

통밀에 비해 흰밀가루 섭취시	백설탕 섭취시 미네랄 손실율	백미 섭취시 미네랄 손실율
칼　　슘 60% 손실 마그네슘 90% 손실 칼　　륨 77% 손실 나 트 륨 78% 손실 인　　　 71% 손실 철　　　 76% 손실 아　　연 72% 손실 구　　리 63% 손실 망　　간 88% 손실 크　　롬 87% 손실 몰리브덴 60% 손실 코 발 트 50% 손실	마그네슘 99% 손실 아　　연 98% 손실 망　　간 93% 손실 구　　리 83% 손실 크　　롬 93% 손실 코 발 트 83% 손실 칼　　슘 98% 손실 셀 레 늄 100%손실 철　　분 96% 손실	칼　　슘 80% 손실 철　　분 64% 손실 마그네슘 83% 손실 크　　롬 75% 손실 아　　연 75% 손실 망　　간 45% 손실 셀 레 늄 86% 손실 구　　리 26% 손실

Chapter 23
성공적인 노화

앞으로 21세기는 고령화 사회가 될 전망이다. "평균 수명이 80세가 넘게 되고, 100세 이상 장수를 누리게 되는 사람도 증가할 것" 이것이 노인학자들의 견해이다. 평균수명의 연장으로 인한 장수는 축복받을 만한 일이다. 그리고 이러한 장수사회에서 행복하고 안정적인 노후까지 보장된다면 더욱 바람직한 일일 것이다.

노화에서는 "보통 노화"와 "성공 노화"의 두 가지가 있다고 말한다. 그저 그렇게 늙어가는 보통의 노화가 아닌, 보다 건강하고 곱게, 가능하면 병 없이 설혹 병이 있더라도 잘 다듬어가는 "성공 노화"에 대한 욕망의 크기는 누구나 다 같을 것이다.

우리는 너나 할 것 없이 필연적으로 인생의 일정부분을 노인으로서 노화되어가는 모습으로 살아가야만 한다. 이러한 노후에 대해 곰곰이 생각해 본다면 성공적인 노후의 조건에는 건강이 필수라고 할 수 있다. 때문에 많은 사람들이 100세 이상 장수하되 활력 있고 질병으로 시달리지 않는 방법을 알고 싶어 한다. 젊다고 느끼고 있을 때 혹은 아직 기회가 있다고 생각되어질 때 어떻게 건강을 관리하면 노인이 되어도 병치레를 하지 않고 활기차게 살 수 있을까? 관심을 갖게 되는 것이다.

노화와 질병의 원인에 대한 이론에는 여러 가지가 있다. 이제까지 알려진 이러한 여러 학설 중에서 가장 최근의 주장이었으면서도 여러 검증방법을 통하여 과학적으로 인정을 받는 이론이 프리라디칼 이론에 입각한 항산화 건강법이라고 하겠다. 인간이 갖고 있는 노화라는 생리현상의 상당히 많은 부분이 활성산소가 우리 몸을 산화시키기 때문이라는 것이며, 이러한 활성산소는 노화뿐만 아니라 대부분의 질병이 발생하게 하는 근본적인 이유 중 하나라는 것이다. 따라서 활성산소가 우리 몸을 파괴하는 산화기능을 막을 수만 있다면 우리는 건강하게 삶을 영위할 수 있을 것이라는 것이 항산화 건강법이다.

길 가는 사람을 붙잡고 "노인"하면 뭐가 가장 떠오르는지 묻는다면 아마 백이면 백 전부 좋지 않은 것을 떠올릴 것이다. 과연 우리는 아무 대책을 세우지 않고 노화를 막연히 기다려야 하는가? 인생의 마지막 황혼을 쓸쓸하게 보내기 위해 그저 그 시간이 오기만을 기다려야 하는가?

그 어느 누구도 노인을 오래간만에 시간적 여유를 가지고 인생을 보낼 수 있는 멋진 시기라고 하는 사람은 없을 것이다. 하나같이 팔다리, 허리, 관절이 쑤시고 숨이 차고, 치매에 걸리고, 초라하고, 궁핍하며 외롭고 등등을 연상하며, 심지어 어떤 사람은 아예 생각하기조차도 싫다고 말한다.

과연 나이를 먹으면 다 이런 현상이 나타날까? 절대 그렇지 않다. 수많은 노화 연구 결과들을 보면 분명한 것은 나이를 먹는다고 누구나 다 똑같이 늙는 것은 아니라는 것이다.

물론 연령이 증가하면 그만큼 세포도 노화가 된다. 하지만 노화 정도는 사람마다 다르다. 90살이 되어서도 치매는커녕 40대 못지않은 기억력을 가진 사람이 있다. 70대임에도 불구하고 20대도 못하는 마라톤을 완주한다. 얼굴만 보면 노인인데 얼굴을 가리고 몸을 보면 청년으로 착각할 정도의 근육을 가지고 있는 사람도 있다. 60~70대의 노인이 젊었을 때처럼 매우 규칙적인 성생활을 즐기기도 한다. 왜 이런 차이가 생기는 것일까? 어째서 어떤 사람은 나이보다도 훨씬 몸과 마음이 젊어 보이고 어떤 이는 반대로 되는가? 지금 당신은 자기 자신이 현재 나이보다 어떻다고 생각하는가?

인간의 노화과정을 크게 2가지로 나누면 첫째는 인종, 성별에 관계없이 누구나 한 살 한 살 나이를 먹어가는 그 자체 영향에 의한 순수한 노화와 둘째는 유전적, 환경적, 생활 습관에 의한 노화 과정으로 나눌 수 있다. 이중 첫 번째 노화 과정은 사람마다 큰 차이가 없지만, 두 번째 노화 과정은 큰 차이를 보인다. 따라서 개인마다 나라마다 평균수명이 다르며 앓는 질병도 다른 것이다. 유전적으로 장수 집안이고, 물 좋고 공기 좋은 곳에서 긍정적이고 낙천적으로 생활하며, 동시에 적당한 운동, 올바른 식습관을 가지고 있는 사람은 한계수명인 120세까지 건강하게 지낼 수 있다고 한다.

운동도 제대로 못하고 식습관도 엉망이며 탁한 도시에서 바쁘게 사는 현대인들이 바로 나쁜 노화 과정을 겪는 대표적인 경우이다. 절대 겉모습만 가지고 젊었다고 뽐내지도 말 것이며, 아직은 괜찮겠지, 하고 방치하지 말자. 이미 몸속의 노화세계가 급행열차처럼 가속도가 붙기 시작하고 있을지 모른다.

Chapter 24
암을 예방하는 식사법

1980년대 캘리포니아대학에서 개최된 "암과 식사"에 관한 회의에서 미국 국립 암연구소가 발표한 암을 예방하는 7개항의 식사법을 소개하면 다음과 같다.

> 동물성지방 및 식물성지방의 섭취를 감소시킨다.
> 녹황색 야채의 섭취를 적극 늘린다.
> 언제나 다소 부족할 정도로 먹는다
> 섬유질의 섭취를 적극 늘린다.
> 비타민류 특히 비타민 A,C,E를 충분히 섭취한다.
> 요구르트 등 유용균을 이용한다.

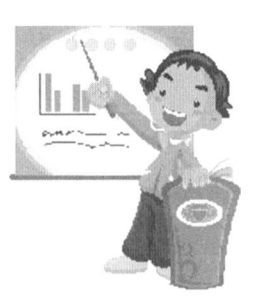

지금까지 알려진 암예방 영양소는 비타민 A, C, E, B12, 엽산, 베타카로틴 등 비타민들과 셀레늄 및 섬유질 등이 대표적인 것으로 알려져 있다.

Chapter 25
자연의 의술 - 단식

　현대인들이 불건강하게 된 최대의 이유가 영양을 너무 많이 섭취하고 있기 때문이다. 과식은 심장병이나 암을 증가시키는 원인임에 틀림없다.
　입으로부터 들어오는 음식물이 항상 과잉 상태가 되면 이것들을 처리하여 영양을 얻고 노폐물과 같은 찌꺼기는 몸 밖으로 내보내야 하기 때문에 간장이나 신장의 기능이 쉴새없이 가동되어야 하므로 드디어는 기능 저하를 초래하여 결국은 독소를 충분히 배설시키지 못하게 된다. 그래서 이따금 속을 비워 몸 안의 독소나 노폐물을 대청소 하는 것은 최고의 건강유지법이 될 수도 있다. 과식하지 말라는 것은 간장이나 신장에 그러한 여력을 남기기 때문에 좋은 것이 아닌가 싶다.

　자연은 굶주림이라는 동일한 수단을 통하여 사람을 죽일 수도 있고 살릴 수도 있다. 사람을 살리는 방법은 부유하고 벼슬이 높은 사람이냐, 가

난하고 미천한 사람이냐를 막론하고 똑같은 입장에서 혜택을 받을 수 있게 배려된 유일한 의료수단이기도 하다. 이 세상의 어떠한 의료수단보다 훌륭하면서도 낯을 가리거나 뽐내는 일 조차 없을 것이다. 그러므로 단식요법은 가장 자연적이고 인간적이며 가장 경제적인 방법인 것이다. 뿐만 아니라 가장 안전한 방법이기도 하다.

"이집트인은 월 3일간의 규칙적인 단식을 하면서 위장을 깨끗이 씻어 냈기 때문에 건강하였다"

모스크바대학의 교수이며 단식요법을 과학적으로 체계화하여 소련의 의료기관에 정착시킨 유리 세르게이비치 니꼴라예프 박사는 "바르고 적절한 부속조치만 강구된다면, 단식이야말로 가장 무해한 자연의 치료법이며 인류가 고통을 받고 있는 질병과의 싸움을 위한 최선의 무기"라고 극찬하였다.

소련에서는 의과대학의 부속병원을 비롯한 모든 종합병원에 특별히 마련된 단식 병동을 두고 있다고 한다. 이렇듯 단식요법은 현대의학에서도 중요한 치료법으로 받아들여지고 있는 것이다.

신체를 구성하는 각종 세포들에는 활력이 왕성한 상태에 있는 젊은 세포와 갓 태어나 활발히 성장하고 있는 것, 그리고 쇠약해져서 노화의 길을 걷고 있으며 새로운 세포와 교체될 날을 기다리고 있는 세포 그리고 병든 세포 등이 있을 수 있다.

여기서 중요한 것은 낡고 시들어져 소멸될 운명에 있는 세포들이 될 수 있는 한 신속하고 효율성 있게 분해되어 조직으로부터 빨리 소멸하고 새로운 싱싱한 세포로 대체되는 것이다. 그것은 곧 세포의 자기갱신을 의미한다.

단식은 이러한 세포의 신·구 교체를 촉진시키고 낡은 세포나 병든 세포의 자가 융해를 자극하며, 세포의 영양흡수 및 산소결합능력, 노폐물의 배출 등 대사활동을 극대화시킨다.

그렇다면 아무런 영양분이 공급되지 않는 단식기간 중에는 신체가 어떻게 살아가는가를 알아보자. 사람은 체내에 이미 수 십일에서 100여일을 지탱할 수 있는 영양물질로 살아간다. 필요한 영양이 공급되지 않으면, 신체는 자신의 조직기관이나 조직세포의 일부를 자가융해시켜 거기에서 얻어지는 영양물질로 생명을 유지하고 또 새로운 세포를 만들어 가는 것이다. 그러나 이러한 자가융해의 과정에서 신체의 중요한 조직기관인 선조직, 신경조직, 뇌조직 등은 단식을 한다고 해서 손상되거나 소화되지는 않는다.

세계적으로 유명한 단식요법의 권위자인 오토 부킹거 박사에 의하면, 이렇게 단식에 의한 "자가융해"가 진행되는 동안에 신체 내의 "쓰레기 청소"와 "찌꺼기 처리"가 완성된다는 것이다.

단식기간 중에는 폐, 간, 콩팥, 피부 등 배설기관의 배설능력이나 정화능력이 오히려 증대되고 축적된 노폐물과 독성물질은 신속하게 제거된다. 예를 들면 단식기간 중에 소변의 독소는 보통 때보다 10배나 더 높은 농도가 된다는 것이다. 단식요법은 곧 신체내의 전조직과 체액을 생물학적으로 정화하는 청소요법이라고도 할 수 있다.

단식기간 중에도 기초대사는 필요한 것이므로 체내에서 필요한 에너지의 공급을 위해 지방조직을 분해하여 연소시키기 시작한다.

그런데 지방을 연소시키기 위해서는 포도당과 같은 당분이 필요한데, 이것들은 단식을 시작한 후에 이미 없어지기 때문에 지방의 연소가 불완전하게 이루어져 낙산이나 아세톤과 같은 중간대사물이 생성되어 혈액 속에 축적된다. 이와 같은 현상은 단식을 시작한지 1~2일에서 6~10일경까지도 지속되는 수가 있다. 이때에는 혈액의 산성화로 인한 자가중독증상이 생기는데, 일반적으로 공복통, 구역질, 무기력감, 권태, 어지럼증 등의 병적인 증상들이 나타난다. 그러나 이러한 증상들은 비교적 짧은 기간 내에 없어지고 곧 즐거운 기분으로 다시 바뀐다. 이것은 신체가 이미 새로운 환경에 순응하고 있기 때문인데, 마치 임신 초기의 입덧과 유사하다고 할 수 있다.

이 순응의 원리는 단식이라는 악조건 하에서 우리 신체가 지방과 단백질로부터 당분을 만들어내기 시작하여 이 당분에 의해 지방의 연소가 원활하게 되기 때문인 것이다. 단식을 시작하고 조금 지나면 신체는 곧 새로운 환경조건에 익숙하게 순응할 수 있기 때문인 것이다. 그런데 신체는 뇌의 활동과 호르몬의 분비 및 면역물질과 효소의 생산 그리고 피를 맑게 만들거나 조직세포를 재생하는 것 등에 절대적으로 없어서는 안 될 단백질을 필요로 한다. 단식기간 중에는 외부로부터의 단백질 공급이 차단된 상태이므로 부득이 신체 내에 있는 자원, 즉 별로 중요하지 않은 조직 세포나 자연의 법칙에 의해 이미 사멸될 처지에 있는 조직세포로부터 단백질을 공급받을 체제를 강구하는 것이다.

신체가 단백질의 예비자원을 사용할 경우에 대체적으로 많이 이용되는 것은, 약체화 되어있는 병약한 조직세포나 체내의 종양 및 유착물, 수종 등의 폐물들이다. 이 폐물들을 이용하는 과정을 의학적으로는 자가 융해 라고 부른다.

　간단히 말해서 단식요법은 메스를 사용하지 않는 내장수술이며, 어떠한 외과의 명의도 신체의 상처를 남기지 않고 치료를 할 수 없는 질병의 근원을 훌륭하게 도려내는 자원의 의술이라고 할 수 있다.
　다만 이렇듯 훌륭한 자연의 의술인 단식도 잘못 적용하게 될 때에는 몸에 해를 끼치거나 아예 몸을 망칠 수도 있다.

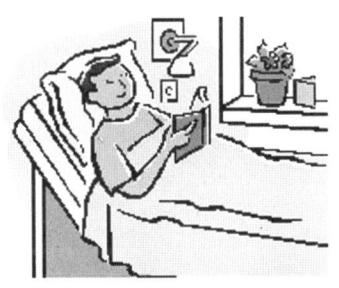

Chapter 26
적당한 운동의 필요성

    운동은 신체의 근육과 위장을 강하게 만들어 준다. 운동을 하면 게으른 장이 활동을 하게 된다. 만약 변비에 잘 걸리는 체질이라면 운동을 함으로써 장운동이 증가하게 되어 신진대사로 인한 찌꺼기를 더 효율적으로 배출할 수가 있다. 운동은 혈액 순환 작용을 원활하게 하고 발한 작용을 증대시킨다. 우리의 피부는 가장 큰 배설 기관이다. 우리가 땀을 흘리면 혈액과 림프 속을 떠돌아다니다가 피하지방에 쌓여있던 독소가 땀구멍을 통해 배출된다. 땀을 흘리는 것은 인체의 세척과정을 도와 면역체계를 강화해 주는 역할을 한다. 운동을 하게 되면 산소를 심장으로 운반하고 다시 심장에서 배출되는 노폐물과 이산화탄소를 운반하는 폐 기능도 강화된다. 규칙적인 운동은 스트레스를 감소시키고 자신감을 북돋워 준다. 스트레스를 일으키는 물질은 운동을 함으로써 더 활발한 대사가 이루어진다. 일례로 뭔가 일이 잘 풀리지 않을 때 산책을 하고 나면 기분이 훨씬 좋아졌던 경험이 있을 것이다. 이것은 신경조직을 짓누르던 스트레스 호르몬이 해소된 것에서 기인한다.

특히 식사 후 90분 이내에 하는 운동은 신진대사를 증대시켜 당신이 섭취한 칼로리를 더 효율적으로 소모한다. 지속적으로 운동을 하면 더욱 자신감 넘치고 더욱 강하고 더욱 건강하고 더욱 균형이 잡히게 된 자신을 깨닫게 될 것이다. 규칙적인 운동은 인체의 모든 조직을 강하게 만들어 최적의 기능을 할 수 있도록 해준다. 자연적인 세척과 배설 작용은 신체활동을 통해 더 강하고 효율적으로 노폐물의 축적을 막아주는 중요한 역할을 한다.

1873년 영국 더비 백작인 에드워드 스탠리는 "운동을 할 시간이 없다고 생각하는 사람들은 병에 걸릴 시간은 충분하다는 사실을 곧 알게 될 것이다."고 말했다.

우리들은 좌업사회라는 면과 과잉 칼로리의 문제를 연관시켜 생각해볼 필요가 있다. 산업사회란 기계화로 인해 몸을 움직일 겨를이 없어진 경제사회적인 측면을 말하는 것인데, "지금은 농사도 트랙터 위에 앉아서 하는 좌업"인 것이다. 노동이나 운동으로 지방과 콜레스테롤을 에너지로 소비해 버리면 그만큼 동맥 경화의 진행이 억제되며, 또 칼로리의 지나친 섭취를 막으면 역시 콜레스테롤은 줄어들게 마련이다. 왜냐하면 동맥경화의 원인이 되는 콜레스테롤은 약 70%이상이 간장에서 합성되며, 이러한 합성은 과다 칼로리의 섭취로 인한 것이다. 좌업사회(운동부족)와 고칼로리는 현대사의 최대의 건강문제다.

공업선진국인 미국에서는 해마다 백만 명이 넘는 사람이 암에 걸리고 있다. 이 수치는 세 명에 한 명 꼴로 언젠가는 암으로 사망하거나 암과 투쟁하면서 살아간다는 것을 의미한다.

　지난 몇 년 간에 걸쳐서 암이 우리 몸의 에너지 대사와 깊은 관련이 있다는 사실이 밝혀졌다. 에너지는 생명유지를 위해 일어나고 있는 모든 생체반응에 관여하고 있다. 따라서 에너지가 없으면 성장도 세포분열도 일어나지 않으므로 에너지가 없으면 생명도 없는 셈이다. 기본적인 생명유지 활동을 위한 기초대사량 이외에도 하루 동안의 신체적인 활동을 위해서는 에너지가 더 필요하며 개인마다 신체활동의 정도가 다르므로 그 필요량도 다르다. 예를 들어 뜨거운 햇볕아래에서 막노동을 하는 사람과 하루 종일 컴퓨터 단말기 앞에 앉아 있는 사람의 에너지 필요량은 상당한 차이가 있으리라는 것을 쉽게 짐작할 수 있다.

　그렇다면 에너지의 균형에 대하여 알아보자. 여기에는 아주 간단한 공식을 적용할 수 있는데 그것은 칼로리의 평균섭취량에서 우리 몸에서 연소되는 칼로리의 평균량을 뺀 값이 에너지 균형의 수치라는 것이다. 이 두 수치가 같은 상태가 이상적인 상태로 섭취한 만큼 소비해 버리는 것을 뜻한다. 그러나 대부분의 사람들이 섭취한 칼로리가 많은 상태로 살아간다. 즉, 써버리는 양보다 먹는 양이 더 많다. 이 경우에 따라서 성장시기가 지난 다음에는 이런 에너지의 평형을 유지하는 것이 바람직하다. 물론 이 말이 매일 같이 섭취하는 칼로리와 소모하는 칼로리의 양이 같아야 한다는 것을 뜻하지는 않는다. 정해진 기간 동안에, 예를 들어 일주일이나 삼주일 동안에 이 두 칼로리의 양이 같아야 한다는 뜻이다. 과잉의 에너지는 일률적으로 암의 발생과 연관을 가지고 있다. 암에 걸릴 확률이 낮은 여성의 체중은 평균치보다 20퍼센트 낮거나 10퍼센트 높은 정도였다는 사실이 여러 연구결과에서 나타났다. 평균체중보다 40퍼센트 더 많이 나가는 비만 여성이 암으로 사망할 확률은 평균체중의 여성보다 무려 55퍼센트나 높았다. 남성의 경우에는 33퍼센트 더 높았다고 한다.

우리 몸의 에너지 공급이 평형상태를 유지하고 체지방률이 평균의 범위 안에 드는 건강한 상태라서 우리 몸을 구성하고 있는 세포들이 자연적인 방어기전을 가동시키는데 필요한 적당한 영양분을 대어 주고 있다면 우리가 섭취하는 에너지가 건강한 조직에서 정상적인 세포기능을 수행하는 데에 사용된다고 하는 연구결과가 있다. 이런 상태에서는 암세포가 대개는 발생하기 전에 성장을 멈추게 될 것이다. 여기에서 중요한 것은 체지방을 건강한 상태로 유지하게 해주는 방법 중에 믿을 수 있는 유일한 방법이 신체활동 즉, 운동이라는 점이다.

에너지가 균형을 이루고 있는 상태, 다시 말해서 섭취하는 에너지의 양과 우리 몸에서 필요로 하는 에너지의 양이 같은 상태에서는 인체의 방어기전을 무사히 통과한 돌연변이를 일으킨 세포들이라 하더라도 이 세포들이 성장하는데 필요한 만큼의 에너지를 얻을 수 없을 것이다. 따라서 에너지의 균형은 암세포가 자라기 전에 성장을 멈추게 하는데 가장 중요한 요소 중의 하나라고 할 수 있다. 사람을 대상으로 하거나 동물을 대상으로 한 실험에서 운동이나 식생활 개선 또는 이 두 가지 방법을 모두 사용하여 에너지를 조절하면 암세포의 증식을 멈추게 하거나 강하게 억제할 수 있는 가능성이 있음이 밝혀졌다.

과잉 에너지가 있으면 세포의 증식속도가 증가할 것이고 그만큼 돌연변이에 의해서 암세포가 생길 위험성도 증가하게 된다. 특히 비만의 경우에는 발암물질이 체지방에 그만큼 더 많이 쌓일 수가 있다. 그리고 비만은 폐경기 이후에 지방조직에 주로 분포하고 있는 호르몬의 정삭적인 변이정도를 변화시켜 유방암을 일으킬 수도 있다.

즉, 운동은 대사과정에 폭넓게 영향을 끼치는데 그 중에서는 에너지 균형을 유지하는 데에 기여를 하므로 암의 예방효과가 있다는 것이다.

암은 주로 에너지와 밀접한 관련이 있는 질병으로 소모되지 않는 에너지를 많이 가지고 있는 비만의 상태에서 발병할 확률이 더 높은 것으로 보인다.

만약에 운동이 가져다주는 모든 종류의 효과를 하나의 알약에다 담을 수가 있다면 이 기적의 알약을 사러 수많은 사람들이 몰려 올 것이다. 이렇게 우리 몸의 건강을 지키는데 무엇보다 중요한 규칙적인 운동이 구체적으로 내 몸에 가져다주는 효과를 보면 다음과 같다.

> 고혈압을 낮추어주고 콜레스테롤 수치를 낮추어 준다.
> 체중을 줄여준다.
> 혈액순환을 도와준다.
> 암과 심혈관계 질환, 비만에 걸릴 가능성을 줄여 준다.
> 숙면을 취하게 해주며, 집중력과 생산성을 높여 주고 기분을 상쾌하게 해 준다.
> 성생활과 사회 생활을 증진시켜 준다.

기적의 치료제를 상상할 필요는 없다. 왜냐하면 실제로 가능하기 때문이다. 기적의 약을 파는 가게에 가서 하루 종일 줄을 설 필요도 없고 신용카드를 사용할 필요도 없다. 운동이라는 기적의 약은 값이 쌀 뿐만 아니라 어디에서건 어느 때나 복용할 수 있다.

Chapter 27
산업사회의 새로운 문제 - 저혈당증

집안에서의 폭력이나 아내에게 폭력을 휘두르는 남편 그리고 부모에게 폭력을 가하는 패륜아들은 대개의 경우 음식물 (주로 백설탕과 인스턴트 식품)에 원인이 있다고 한다. 현대적인 질병의 하나인 저혈당증을 말하는 것이다. 이러한 저혈당증은 정백가공식품과 비타민 미네랄 등의 미량원소 섭취 부족 등으로 인한 잘못된 식생활이 원인이라고 밝혀지고 있다. 공업선진국의 암담한 미래를 내다보게 하는 저혈당증은 의사들은 거의 눈치채지 못하고 있기 때문에 고개를 갸우뚱거리면서 "신경성"이라든지 하는 전혀 다른 엉뚱한 병명을 붙여 버리고 있는 경우가 허다하다.

생각하는 것도 먹는 것도 한결같이 "미국화"되는 세상이고 보면 우리들도 일찌감치 정신을 차릴 필요가 있을 것이다. 어린 학생들의 태도나 학습도 그저 유교적인 정신교육만으론 어렵게 되는 세상임을 특히 어머니들께서 인식하여야 할 것이다.

　공업선진국 미국의 통계에 의하면 전인구의 4분의 1이 저혈당증을 나타내고 있다고 하며, 미국의 분자교정의학회 회장인 로저 박사에 의하면 병원에 다니면서 치료를 받는 정신분열증환자 중 67%에서 저혈당증을 발견할 수 있었다고 한다.

　이 병은 곧바로 죽음에 이르게 하는 병은 아니지만 성인병시대에 있어서 큰 골칫거리인 당뇨병의 전구증상이므로 가볍게 보아 넘길 수 없는 것이고, 또한 몸과 마음에 여러 가지 기묘한 증상을 나타내는 것이 특징이다.

　저혈당증은 신체와 정신의 양면에 걸쳐 여러 가지 복잡한 증상을 일으키는데, 한 사람은 환자 10가지 이상의 증상을 동시에 발병하는 경우가 허다하므로 그만큼 무슨 병인지 잘 알 수 없는 경우가 많으며, 또 새로운 병이어서 이 병이 어느 정도로 산업사회의 사람들을 죽음으로 몰아넣는가는 정확하게 알 수 없으나 기분이 우울해지고 자살지향적이되며 돌발적으로 흉기를 휘두르게 되는 등의 경향을 나타내는 것이 확실하므로 자살자의 증가는 공업선진국의 암담한 특징 중 하나가 된다.

　다음은 저혈당증의 증상에 대한 신체와 기분에 대해 느끼는 것을 체크하는 항목이다. 각자 본인에게 해당되는 항목이 몇 개나 되는지 확인해 보고 만약 10가지 이상이 된다면 심각하게 식생활개선을 해야 할 필요를 느껴야 할 것이다. 왜냐하면 이러한 저혈당증의 자각증상은 오늘날 공업선진국을 망국으로 몰아가는 원인이 되고 있다.

기분에 대하여

마음이 공허할 때가 있다.
머리가 혼란스러울 때가 많다.
건망증이 심하다.
집중력이 없어진다.
열등감으로 괴롭다.
감정을 통제하기 어렵다.
흥분하기 쉽다.
인내력이 없다.
특정한 어떤 것에 특히 초조해진다.
항상 긴장되어 있다.
침착한 기분이 되지 않는다.
자살하고 싶어진다.

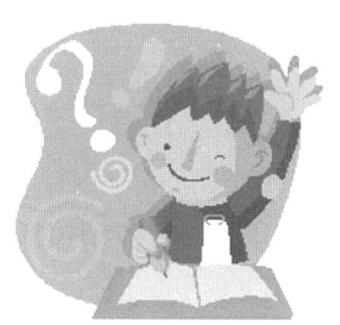

신체에 대하여

눈이 희미해지고 물건이 이중으로 보일 때가 있다.
햇빛이 어지럽다.
갑자기 일어나면 어지럽다.
좋은 식사를 하고 나면 제일 기분이 좋다.
잠이 잘 오지 않는다.
식은땀을 흘리고 잠을 깰 때가 있다.
곧장 맹렬한 식욕을 느낀다.
흥분하면 손에 땀이 배인다.
이따금 심장의 고동이 빨라진다.
근육이 굳어질 때가 가끔 있다.

산업사회의 새로운 문제 – 저혈당증 165

이 병의 원인은 백미나 흰밀가루 그리고 백설탕과 같은 정백가공식품이 주된 원인으로 되어 있을 뿐만 아니라 비타민이나 미네랄의 부족도 발병의 원인이 된 것 같다. 왜냐하면 흰밀가루나 설탕의 섭취를 끊고, 비타민, 미네랄 등 건강보조식품을 취하며, 한편으로 인스턴트 식품을 금한지 2~3개월이 지나면 자연히 낫기 때문이다. 식생활 개선운동을 통해서 극복이 가능한 것이다.

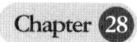
잘못된 식생활이 성인병을 만든다

✱ 미국 농무성 국민 영양조사 – 1977년

잘못된 식생활을 개선하면 각종 성인병과 국민 의료비 3분의 1이 절약된다고 발표했다.

심장병 20% 당뇨병 50% 비만증 80% 암 20%

✱ 미국 의과 대학에서 영양학을 필수과목으로 채택하는 대학은 4%밖에 되지 않는다.

미국 병원 1/4~1/2는 병원환자에게 영양학적으로 그릇된 식사를 제공하고 있다. 그러므로 병이 늦게 치유되거나, 치료가 거꾸로 되어가고 있는 것이다.

⊙ **영양학을 무시하면 의학자체가 기묘한 의학이다.**

매일 먹고 있는 음식물에 함유된 영양소가 신체를 구성하며 생명활동을 영위하는 것이지, 음식물 외에 신체를 구성하거나 운영하는 것은 아무 것도 없다. 조직체가 정상적인 건강상태에 있고 저항력을 가지고 있으면 세균이나 바이러스는 전혀 해롭지 않지만, 그 생명의 근원인 활력 저항력이 떨어지면 곧 세균은 그 주인의 조직 속으로 침투하여 그것을 (조직체) 파괴 시키는 것이다

※ 아무것도 깨닫지 못하고 있는 사이에 현대인의 식생활 양식이 비자연 적인 것으로 전락하였으며 암, 당뇨병, 심근경색 등의 성인병은 물론 정신분열증까지도 잘못된 식생활에 기인하는 식원병의 원인이 된다.

■ **단백질의 섭취가 지나치면 암이 될 가능성도 커진다.**

결핵과 같은 세균성 질환에는 단백질을 비롯해 영양이 풍부한 것이 바람직하다. 단백질은 세균에 대한 면역력을 강화하는데 그것은 면역의 열쇠를 쥔 항체가 단백질로 되어 있기 때문이다. 그러나 아이러니하게도 암세포는 단백질로 되어 있기 때문에 단백질이 많으면 암이 되기 쉽고, 암세포에 원료를 공급해서 증식을 촉진한다고 생각하면 알기 쉽다. 단백질이 체내에서 분해되면서 만들어진 '아민'이라는 물질은 발암물질인 니트로사민의 물질로 되는데 이것은 위장 내에 아질산염과 반응하여 만들어진다. 아질산염은 가공육이나 어육연제품등에 식품첨가물인 발색제로 첨가되고 있다. 동물성 단백질에 풍부한 아미노산인 트립토판은 그 대사에서 비타민 B6을 필요로 하는데 만약 이 비타민의 부족하게 되면 크산투렌산이라는 중간대사 산물을 생성하게 된다. 이물질은 인슐린을 분비하는 베타세포(취장의 랑켈한스 섬에 있는 세포)를 파괴하는 독 작용을 한다.

■ **가공식품은 비타민 D, 미네랄 부족을 초래한다.**

설탕은 백미나 흰 밀가루와 함께 정백가공 식품의 대표적인 식품이다. 쌀이나 밀을 정제하면 비타민이나 미네랄이 현저하게 줄어든다. 시판되는 보통 소맥분을 정제(72%) 하면 인은 1/3, 칼슘 1/2, 아연 1/3으로 감소된다.

영양문제 위원회에 의하면 미국인이 먹는 식품의 50%가 가정에 공급되기 전에 이미 가공되어 있다고 지적하고 있다.

사실, 비타민, 미네랄은 식품의 가공때문에만 부족하게 되는 것이 아니라, 원초적으로 자연에서 채취될 당시에 이미 부족되어 있다는 사실을 중시할 필요가 있다.

대기 오염물질인 아황산가스, 이산화질소 등은 대기층의 수분과 반응하여 아황산이나, 아질산등 강산이 되어 빗물에 녹아 토양에 스며든다. 이렇게 되면 밭이나 논에서 재배되는 농작물은 충분한 미네랄 성분을 토양에서 얻을 수 없게 된다. 곧 식품의 영양을 열악하게 하는 중요한 원인이 되는 것이다. 칼슘, 철, 아연, 크롬, 셀레늄 등 건강에 지대한 영향에 미치는 미네랄들은 원소이므로 체내에서는 합성이 불가능하기 때문에 토양에서 부족하면 자연히 식품에서도 부족 하게 되는 것이다.

2차적으로 공해, 오염, 스트레스, 음주, 흡연 그리고 영양과잉 섭취로 나타난다.

<u>담배 1개피</u> -> 비타민C 25mg 파괴
청량음료 -> 마신만큼 비타민 B1의 부족 초래

■오래된 기름으로 튀겼거나 튀긴 후 시간이 경과된 튀김류를 먹는 것은 독을 먹는 것과 흡사

공업적으로 정제된 식용유는 그것이 순수한 식물성 기름을 소재로 하였더라도 이미 비타민 E, 레시틴, 셀레늄과 같은 좋은 영양성분은 거의 제거되어 있다.

특히, 비타민 E와 셀레늄은 식물 속에 함유된 불포화지방산이 산화되어 맹독성의 과산화 지질로 되는 것을 억제하는 항산화제로서 중요한 역할을 하는데 이것을 제거해 버리고 그 대신 합성 산화제인 BHA, BHT을 첨가하는데 이는 튀김을 하는 과열 과정에서 손실된다. 그러므로, 그 이후에 튀기는 식품은 그 덕을 볼 수 없게 되는 것이다. 식물유에 함유된 불포화 지방산은 항산화제의 보호 없이는 안전하지 못하여 시간이 경과함에 따라 과산화지질을 생성하게 되므로 오래된 기름으로 튀겼거나 튀긴 후 시간이 경과된 튀김류를 먹는 것은 독을 먹는 것과 흡사한 결과를 빚는다. 과산화 지질은 단백질과 결합하여 리포푸스친이라는 물질로 변하는데 이 물질은 노화물질로 노인반점의 성분이다.

■지방의 지나친 섭취는 동물성이건 식물성이건 간에 암을 유발한다.

지방을 섭취하면 신체는 이를 소화되기 쉽게 유화하기 위해서 담즙을 분비한다. 그런데 담즙속에는 데옥시콜산이란 담즙산이 들어 있다. 이것이 장내세균에 의해 분비되어 메틸콜란트랜이라는 발암물질을 생성한다. 즉 지방의 섭취량이 많을수록 담즙분비량도 많아지고, 담즙산의 양도 늘어나 결국 발암물질의 생성량도 커진다. 지방의 과다섭취는 뇌하수체에서 프로락틴이라고 하는 황체자극 호르몬을 분비하도록 만드는데, 이것은 황체호르몬 뿐만 아니라 유즙분비도 촉진시키는 작용을 하는데 이렇게 되면 유방암을 일으키기 쉽다는 것이다. 결국 지방의 과다섭취는 결장

암과 유방암을 일으키는 원인이 된다.

■생명사슬 - 로저 윌리엄스 박자 저서

미국 생화학회 회장을 지낸 바 있는 로저 윌리엄즈 박사의 생명사슬 이라는 이론에 의하면, 사람이 건강하게 살아갈 수 있으려면 일상적인 식사를 통해 44가지 필수 영양소를 공급 받아야 한다고 했다.

이중 한가지만이라도 필요수준 이하로 떨어지면 생명사슬이 망가지고, 나아가서 건강상태가 나빠져서 마침내 질병에 걸리게 된다는 것이다.

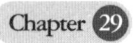

일일 필수 영양소

(1) 비타민 C가 암 예방에 효과적이다.

■비타민 C의 효과

비타민 C는 인터페론, 면역글로브린, 부신피질 호르몬 등 바이러스나 세균의 침입에 대항하는 저항물질에 합성을 촉진시키는 작용이 있어서 암을 비롯하여 감기 바이러스, 간염 바이러스 등에 유효하다.

바타민 C는 바이러스 아미노산 고리를 절단하는, 다시 말하자면 바이러스 자체를 파괴하는 위력도 있음이 밝혀졌다.

EX) 라이너 TM 포올링 박사 - 감기초기에 매 30분마다 1g 비타민 C를 10회 정도 먹으면 여러 날 고생할 감기를 하룻밤으로 이겨낼 수 있다고 한다. 비타민 C는 콜라겐 합성을 촉진하여 암조직의 확장을 억제하고 디스크(추간판 헤르니아)나 퇴행변성관절증 등 골조직의 노화를 억제하는데 유효하다.

(2) 비타민 C가 암 예방에 효과적이다.

비타민 C는 비타민 E와 협동하여 '치로크롬 P450'이란 효소를 만드는데 기여한다. 이 효소는 PCB 나 BHC 중금속의 지용성물질을 수용성으로 바꾸어 신장으로부터 배설이 용이하게 하는 역할을 한다. 그러므로 비타민C는 지용성 공해 오염물질의 체외 배설을 돕는다.

비타민 C는 항산화작용과 유리기 포착작용이 강력하여 맹독성의 과산화지질의 생성을 억제함과 동시에 과산화지질의 독성을 줄인다. 이러한 작용은 암을 비롯하여 심장병, 신장병, 뇌졸중 동맥경화증 등 성인병 일반에 도움을 줄 수 있는 근거가 된다.
- 비타민 C는 지능수준을 높이는데 커다란 역할을 한다.

■마그네슘은 심장병을 예방한다.

마그네슘은 칼슘과 더불어 천연의 트랭킬랑져(정신신경 안정제)로 알려져 있다. 체내에 있는 70여종의 효소자용과 관계되어 있으며, 심장병을 방지하고, 적어도 심장발작에서 목숨을 구하는 가능성을 높게 한다.

심장근육 운동의 열쇠는 칼슘, 마그네슘, 칼륨 이 3가지 미네랄이 쥐고 있지만 그 중에서도 마그네슘이 특히 중요하다고 한다. 마그네슘이 심기능 향상과 혈압강하에 효과가 있다는 것을 워싱턴 대학연구팀에 의해서 밝혀지고 있다. 마그네슘은 푸른 잎 야채와 해조류 그리고 천연소금 등에서 얻어지는데 지금의 식생활에서는 이들 마그네슘의 공급원이 식탁에서

멀어진 경향이 있다.

■셀레늄은 암과 심장병을 예방한다.

셀레늄은 불포화지방산의 산화를 방지하는데 비타민 E의 1970배의 위력이 있다. 그러므로 과산화 지질의 생성을 강력하게 막아줄 뿐만 아니라, 단백질과 결합하여 만들어낸 리포푸스친이라는 노화물질을 분해하는 능력도 있다. 또한 수은이나 카드뮴과 같은 중금속을 무독한 형태로 변화시켜 체외로 배설시키는 능력도 발휘한다.

셀레늄은 면역력을 향상시키며 생식기능을 증가시키고, 심기능도 좋게 한다. 그리고 셀레늄은 음식물에도 함유되어 있는데 맥주효모, 소맥배아, 마늘, 다시마, 참치 등에 특히 풍부하다, 그러나 정백가공 식품군에는 거의 없다시피 한다.

■식품첨가물 등 화학물질로 일어난 행동 독리학

모든 행동에 문제가 생기는 예로서, 몸속에 들어간 중금속이나 화학물질, 약품, 음식물 등을 문제시하는 것이 바로 행동 독리학이며, 이런 관점에서 보면 식품첨가물 등은 모두 행동에 문제를 일으키는 행동 독리학성 물질이라고 할 수 있다. 정도는 가볍지만, 식품 첨가물은 새로운 형태의 수은이나 납이라는 뜻이다. 우선 대부분의 식품첨가물은 나트륨이라는 사실이다. 알기 쉬운 예로 조미료 성분을 보자면 글루탐산 나트륨, 구아닐산 나트륨, 이노신산나트륨 등으로 되어 있다.

식품 첨가물에 대해서 그냥 지나칠 수 없는 게 '아질산염' 이다.
소세지, 햄, 런치미트 등 육가공품과 어육연제품 등에서 붉은 고기색깔을 유지하기 위해 '아질산 나트륨' 과 같은 발색제를 첨가하는데, 이것이 단백분해산물인 아민류와 반응하여 니트로사민이라는 발암물질을 생성한다는 사실이다.

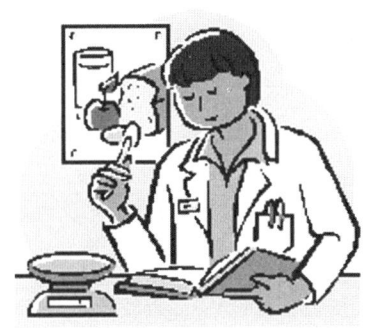

Chapter 30
글루코사민

 관절염의 증상은 무릎이 경미하게 뻣뻣해지면서 시작된다. 처음에는 걱정할 것이 없다고 생각하지만 시간이 지날수록 통증이 점점 더 심해져서, 때때로 걷는데 장애를 느끼며 달릴 때 심한 통증을 경험하기도 한다. 그리고 아침에 일어났을 때 둔부에 뻣뻣한 증세를 느끼게 되며 계단을 오르내리는 일이 힘들어지게 된다. 때문에 당신은 이러한 증세를 없애고 정상적인 생활로 되돌아가기 위해 의사를 찾아갈 것이다.

 검사과정은 조금의 불편함도 느낄 수 없을 만큼 기계적으로 이루어진다. 당신은 얇은 옷을 입고 검사대 위에 눕는다. 의사가 당신의 다리를 좌우로, 위 아래로 움직이며 "제가 당신의 다리를 이렇게 움직일 때 통증이 느껴지십니까?"라고 묻는다. 당신이 고개를 끄떡이면, 의사는 "X-레이 사진을 찍어봐야겠군요."하고 말한다. X-레이 사진에는 무릎관절 사이의 간격이 불규칙하게 좁아진 단면이 나타나게 된다. 의사가 X-레이 사진을 살펴보면서 당신에게 다음과 같은 진단을 내린다.

"골관절염입니다. 관절이 마모되고 손상되어 나타나는 병이죠."
"어떻게 해야 되지요?" 당신은 걱정스럽게 묻는다.
"통증이 느껴지면 아스피린이나 애드빌(진통제의 종류들)을 드세요" 의사는 안심시키며 대답한다. "그리고 심한 무릎 운동은 삼가십시오"
"그런데, 제가 왜 이 병에 걸린 거지요?"
"골관절염의 증상은 어떤 면에서 당연한 것입니다." 의사는 대답한다. "당신 나이에 거의 모든 사람에게 이 질병이 나타납니다. 원인은 연골이 상인데, 원래 연골은 뼈의 끝 부분을 보호해 줍니다. 그런데 이것이 마모되어 없어지면 뼈가 노출되고 이런 현상이 무릎을 삐걱대게 하고, 통증과 뻣뻣함을 유발합니다. 이것이 골관절염의 근본적인 문제입니다. 불행하게도 통증을 어느 정도 완화시키는 것 외에 아무런 치료법이 없습니다.

7명 중 한사람 꼴로 약 5,000만 명에 달하는 미국인이 관절염으로 고통 받고 있다. 환자들을 자세히 살펴보면, 50세 이상 대부분의 사람들이 관절염 증상을 보인다는 것을 알 수 있다.

지금까지 미국 내 의사들은 골관절염은 불치병이라고 생각해왔다. 이것은 지금까지 시행해온 치료법이 단순히 증상만 완화시켜주기 때문이다. 다시 말해서, 관절의 상태나 질병의 진짜 원인을 위한 치료가 아니라, 단지 통증을 경감시킬 목적으로만 치료를 한다는 이야기이다. 심하지 않은 경우 의사들은 타이레놀이나 아스피린 또는 이부 프로펜 종류의 성분이 들어 있는 모트린이나 애드빌과 같은 비스테로이드성 소염진통제를 진통제로써 처방 해준다. 코티손과 같은 스테로이드성 혼합물의 조사나 아편성분 약의 경우는 좀 더 통증이 심할 때의 처방이다.

불행히도 진통제와 소염 진통제에는 문제가 많다. 이들은 일시적으로 고통을 덜어주지만, 장기적으로 보면 병세가 진행되는 동안 증상을 단순히 덮어 버리는데 지나지 않는다. 이 약들은 단순히 괴롭다고 느끼는 정도에서 대단히 위험한 상황을 초래할 수도 있다는 부작용을 가지고 있다. 매년 수천 명의 사람들이 스테로이드성 혼합물과 소염진통제에 의한 역효과로 죽어가고 있다. 어떤 연구결과에 의하면 비스테로이드성 소염진통제가 실제로 골관절염을 더 악화시키는 양상을 유발한다고 한다.

당신의 질병이 점점 더 악화되는 데도 불구하고 몇 년간 지속해서 진통제에만 의지해 고통을 덮어 버린다면 둔부나 무릎을 인공관절로 대체하는 외과수술을 받게 될지도 모른다. 그러나 인공관절을 사용한다 해도 무릎의 기능이 관절염 발병 이전처럼 완전히 회복되기는 어렵다. 수술은 죽거나 영원히 불구가 될 수 있는 위험을 항상 가지고 있다. 그리고 수술은 고통스럽고, 비용이 많이 들며 영구적이지 못하다. 한 10년쯤 지나면 인공관절은 문제를 일으키기 시작할 것이며, 아마 재수술이 필요하게 될 것이다.

연골의 나머지 성분은 콜라겐과 프로테오글라이칸으로 이루어져 있는데, 이 물질들이 연골에 탄력과 충격흡수라는 놀라운 특성을 부여한다. 물, 콜라겐, 프로테오글라이칸 등이 합쳐서 연골기질을 형성하고 여기서 연골이 생성된다. 그 역할이 아주 다양한 단백질 콜라겐은 체내의 여러 부위에서 다양한 기능을 수행하며 여러 가지 형태로 존재한다. 콜라겐은 건을 만드는 강한 로프, 피부를 형성하는 얇은 천모양, 각막을 만드는 투명한 막으로 변형될 수 있고, 우리가 뼈라고 부르는 강력한 무게 지탱 구조가 될 수도 있다. 콜라겐은 연골에 탄력을 공급하고, 충격을 흡수하는 매우 중요한 성분이다. 이것은 또한 프로테오글라이칸을 곳곳에 유지되도록 하는 틀을 제공한다. 어떤 의미에서 콜라겐은 연골기질이 서로 지탱되도록 하는 접착제이다.

프로테오글라이칸은 단백질과 당으로 구성된 큰 분자이다. 둥그런 브러쉬처럼 생긴 프로테오글라이칸은 콜라겐 섬유를 통하여 주위를 연결시켜서 연골 내에 촘촘한 망을 형성한다. 게다가 프로테오글라이칸은 동작 중에 늘어났다가 재빨리 회복될 수 있는 탄력을 제공한다. 프로테오글라이칸은 또 수분을 빨아들인다. 물속에서 스펀지를 잡고 있다고 상상해보자. 스펀지를 쥐어짜면 물이 빠져나간다. 그러나 손을 느슨하게 하자마자 재빨리 다시 빨려 들어간다. 높은 수분 함유력과 탄력을 가진 프로테오글라이칸 덕분에 연골은 스펀지처럼 압력이 가해지면 물이 눌려 짜지고, 압력이 사라지면 물을 재빨리 흡수 할 수 있다. 이로 인해 연골은 우리의 움직임에 반응할 수 있으며, 고체물질에 힘을 가해 구부리는 경우처럼 형태의 변형 없이 충격을 흡수할 수 있다.

콜라겐과 프로테오글라이칸 이외에, 연골세포라 불리는 특별한 세포가 연골기질 전체에 걸쳐 산재해 있다. 연골세포는 새로운 콜라겐과 프로테오글라이칸 분자를 생산하며 결국 이러한 중요한 물질을 충분하게 공급해주는 작은 공장이다. 그러나 모든 것은 결국 낡고 약해지기 때문에 연골 세포는 또한 씹어 없애는 효소를 분비해서 쇠퇴기에 접어든 프로테오글라이칸과 노화된 콜라겐을 처리한다.

건강한 연골을 유지하는 데에는 다음의 세가지가 필수적이다. 윤활과 성장을 위한 액체, 액체를 흡수하고 유지하기 위한 프로테오글라이칸, 그리고 프로테오글라이칸을 세 위치에 유시시키기 위한 콜라겐이 그것이다. 연골의 섬유는 단단한 점액성의 콜라겐 물질로, 서로 직각으로 놓여져 십자 형태로 되며 4개의 층을 형성한다. 프로테오글라이칸은 콜라겐 섬유로 둘러 쌓여있는 콜라겐 망상구조 내에 안전하게 고정되어 있다. 프로테오글라이칸은 관절을 윤활하게 영양 공급하는 액체 속에서 자신의 무게 몇 배를 잡아 놓기 때문에 연골에 절대적으로 필수적이다. 만일 연골이 손상되거나 연골을 분해하는 효소들이 분비되면 망상구조는 약해지게 될 것이다. 망상구조의 형태가 망가져 사방으로 흩어져 버리면 프로테오글라이칸도 느슨해져 떠돌게 된다. 이곳에 물을 포함하게 하는 물질이 없다면, 연골은 충격을 흡수할 수 없어 부딪쳐 금이가거나 부서지거나 심지어 완전히 없어질 수도 있다.

글루코사민은 어떻게 건강한 연골을 만들까? 글루코사민은 친수성을 가진 프로테오글라이칸과 잘 결합된다. 특히 글루코사민은 연골조직 내의 물과 결합하는 단백질인 글라이코스아미노글라이칸을 만드는 데에도 필요하다. 게다가 프로테오글라이칸과 글라이코스아미노글라이칸의 합성에 필요한 전구물질을 제공한다. 글루코사민은 또한 연골세포나 생산물을 만들어 내는 세포에 자극제로서 관여하기도 한다. 사실 글루코사민은 많은 프로테오글라이칸이 연골세포에 의해 생성되는 방법을 결정하는 중요한 요소로써 알려져 왔다. 글루코사민이 많으면 프로테오글라이칸이 많이 만들어져 함량도 많아질 것이다. 그러나 만일 글루코사민의 양이 적으면 프로테오글라이칸이 적게 생성되어 수분함량도 더 낮아질 것이다. 글루코사민은 또한 더 많은 콜라겐과 프로테오글라이칸을 만들기 위해 연골세포를 자극하고 연골 대사과정을 정상화시켜 연골의 파괴를 막아준다. 글루코사민은 연골물질을 생성하고 보호해 주기 때문에 파괴되거나 침식된 연골을 회복시키는데 실질적으로 작용한다.

다시 말해서 글루코사민은 당신 신체의 자연적인 대사과정을 강화시켜 준다. 몇몇 연구에서는 글루코사민은 연골의 생성을 자극시킬 뿐만 아니라, 통증을 감소시키고 골관절염을 가진 사람의 관절기능을 향상시킨다고 밝혀진 바 있다. 글루코사민이 신체 내에서 만들어진 것인지 외부에서 섭취된 것인지 하는 문제는 중요하지 않다. 치료제로 복용한 글루코사민 역시 우리가 음식에서 조금씩 섭취하는 글루코사민이나 연골에서 자연적으로 발견되는 글루코사민과 똑같은 작용을 한다. 어디로부터 기인되었느냐 하는 것은 문제가 안 된다. 단지 존재 자체가 필요할 뿐이다.

글루코사민은 몸에서 연료로 사용되는 포도당과 글루타민이라고 불리는 아미노산으로 구성되어 있다. 또한 뼈, 연골, 피부, 손톱, 머리카락, 그 외의 다른 신체조직의 구조를 이루는 중요한 부분이기도 하다.

글루코사민이 손상된 연골을 치유하며, 또 치료제를 투여 받은 대부분의 관절염 환자 연골은 기능을 회복하고 있다. 글루코사민은 골관절염 치료에 안전하고 효과적인 치료제이다. 손상된 관절을 회복시키고 신체의 작용을 증진시킴으로써 글루코사민은 통증을 줄일뿐더러 부종을 감소시키고, 또한 유연성을 갖게 하고 부작용도 최소화 시킨다.

글루코사민은 혼자서도 관절염 증세를 완화시키고 연골의 건강을 유지시키는 놀라운 역할을 하지만 콘드로이친이라는 부가적인 영양보조제를 함께 사용하면 그 효과를 더욱 높일 수 있다.

글루코사민이 연골의 망상조직 안에 있는 프로테오글라이칸의 형성을 돕는다면, 콘드로이친황산은 체액을 끌어당기는 자화액 역할을 한다. 다시 말해 다당류의 일종인 콘드로이친은 프로테오글라이칸 분자 안으로 체액을 끌어당긴다. 이 체액이 중요한 이유는 두 가지이다.

> - 이 체액은 충격을 흡수하는 스펀지와 같은 작용을 한다.
> - 이 체액은 연골 안으로 영양분을 공급한다. 관절연골은 피를 공급받지 못하기 때문에 관절에 압력이 가해지고 이완될 때 들어오고 나가는 수분으로부터 모든 영양분과 윤활액을 공급받는다. 따라서 이 체액이 없다면 연골로의 양분 공급이 줄어들어 건조해지며 얇아지고 약해지는 것이다.

콘드로이친은 어떻게 해서 프로테오글라이칸이 연골 안으로 수분을 끌어당기고 담아두도록 하는 것일까? 그것을 콘드로이친황산의 "사슬"과 관련이 있다. 하늘로 쭉 뻗은 길고 두꺼운 나무의 몸통을 생각해보자. 이것을 프로테오글라이칸의 몸통에 비교해 본다면 이 몸통으로부터 뻗어 나온 커다란 줄기는 핵심 단백질이고 이 줄기에서 자란 100개의 작은 가지가 바로 콘드로이친황산의 사슬이다. 콘드로이친황산의 사슬은 전기적으로 음성을 띠고 있다. 이것은 서로 밀어낸다는 것을 뜻한다. 두 개의 자석이 있다고 하자. 서로 반대 극이 접하도록 두 자석을 일렬로 놓으면 자석에는 인력이 작용한다. 반대로 같은 극이 접하도록 하면 척력이 작용한다. 두 자석은 함께 놓여 있는 콘드로이친황산은 서로 밀어내어 연골의 작은 공간을 만들게 된다. 그런데, 단한개의 프로테오글라이칸 분자 안에 이와 같은 고리가 10,000개나 있어서 매우 효과적으로 물을 담아둘 수 있는 것이다. 소중한 체액을 끌어당기는 것 이외에도 콘드로이친은 다음과 같은 기능을 가지고 있다.

- 연골 파괴효소의 작용을 막아 기존의 연골이 일찍 파괴되는 것을 막는다.
- 연골로 가는 양분의 이동통로를 끊으려는 다른 효소들의 작용을 억제한다.
- 새로운 연골을 만드는데 필요한 프로테오글라이칸, 글라이코스아미노글라이칸, 콜라겐의 생성을 촉진시킨다.
- 글루코사민과 함께 상승작용을 한다.